I virus e le malattie infettive

Dott.ssa Claudia Meazzini

Dr. Alessio Mangoni

I edizione Maggio 2020

I virus e le malattie infettive
© 2020 Claudia Meazzini, Alessio Mangoni.
Tutti i diritti riservati.

ISBN: 9798639409936

Dott.ssa Claudia Meazzini
www.claudiameazzini.it
Dr. Alessio Mangoni, PhD
www.alessiomangoni.it

Indice

Indice		**5**
1 Introduzione		**15**
2 I virus		**17**
2.1	Definizione	17
2.2	Ordini di grandezza	18
2.3	Cellule procarioti ed eucarioti	21
2.4	Struttura del virus	25
2.5	Il capside	26
	2.5.1 Il mantello	27
	2.5.2 Il core	28
2.6	Classificazione dei virus	30
2.7	Fasi del ciclo replicativo	31
3 Il virus e l'organismo umano		**35**
3.1	Diffusione nell'organismo	35
3.2	Modalità di trasmissione	36
3.3	Periodo di incubazione	38
3.4	Difese antivirali	39

- 3.5 Evoluzione dell'infezione 40
  - 3.5.1 Infezione cronica 40
  - 3.5.2 Infezione latente 41
  - 3.5.3 Infezione ricorrente 41
  - 3.5.4 Infezione trasformante 41

4 La diagnosi · 43
- 4.1 Esame istologico 43
- 4.2 Microscopia elettronica 44
- 4.3 Immunoelettromicroscopia 44
- 4.4 Colture cellulari 45
  - 4.4.1 Colture cellulari primarie 46
  - 4.4.2 Colture cellulari con linee stabilizzate 47
  - 4.4.3 Colture cellulari con linee trasformate 48
  - 4.4.4 Colture cellulari con linee ingegnerizzate 48
  - 4.4.5 Modalità di crescita in coltura 48
  - 4.4.6 Metodi biologici 49
  - 4.4.7 Vantaggi e svantaggi 49
- 4.5 Rilevazione di proteine virali 51
  - 4.5.1 Test ELISA 51
  - 4.5.2 Western Blot 54
  - 4.5.3 Immunoistochimica 55
- 4.6 Rilevazione del genoma virale 57
  - 4.6.1 PCR 57
  - 4.6.2 RT-PCR 59

4.7 Sequenziamento genico 59
4.8 Titolazione virale 60
    4.8.1 Metodi tradizionali 60
    4.8.2 Metodi moderni 68

5 I vaccini   71
5.1 Definizione 71
5.2 Requisiti di sicurezza ed efficacia 72
5.3 Tipologie di vaccino 72
5.4 Modalità di somministrazione 75
5.5 Vaccinazione primaria 75
5.6 Vaccinazione secondaria 76

6 La sieroprofilassi e la sieroterapia   77
6.1 Immunità passiva 77
6.2 Classificazioni 78
6.3 Indicazioni alla somministrazione 79
6.4 Modalità di somministrazione 79
6.5 Reazioni avverse 80
6.6 Prevenzione 81
6.7 Esempi di trattamento 82

7 Le infezioni virali   83
7.1 Virus del raffreddore comune 83
    7.1.1 La descrizione del virus 83
    7.1.2 La rinite virale acuta, cronica e allergica 84

- 7.1.3 Dalla rinite virale alla rinite batterica . 85
- 7.1.4 I virus che possono causare la rinite . 85
- 7.1.5 L'epidemiologia 86
- 7.1.6 La sintomatologia 87
- 7.1.7 La patogenesi 87
- 7.1.8 La diagnosi 88
- 7.1.9 La prevenzione 88
- 7.1.10 La terapia 89
- 7.2 Virus dell'influenza 90
  - 7.2.1 La descrizione del virus 90
  - 7.2.2 La struttura del genoma 90
  - 7.2.3 Gli antigeni influenzali 92
  - 7.2.4 La variabilità antigenica 93
  - 7.2.5 L'epidemiologia 94
  - 7.2.6 La patogenesi 95
  - 7.2.7 Le tipologie di Influenzavirus 96
  - 7.2.8 La sintomatologia 97
  - 7.2.9 Le complicanze 98
  - 7.2.10 La diagnosi 100
  - 7.2.11 La prognosi 100
  - 7.2.12 La prevenzione 101
  - 7.2.13 I vaccini antinfluenzali 102
  - 7.2.14 La terapia 104
- 7.3 Virus parainfluenzale 105
  - 7.3.1 La descrizione del virus 105

- 7.3.2 L'epidemiologia 106
- 7.3.3 I fattori che favoriscono l'infezione . 107
- 7.3.4 La sintomatologia 108
- 7.3.5 La diagnosi 109
- 7.3.6 La prevenzione 109
- 7.3.7 La terapia 110
- 7.4 Virus della parotite 110
  - 7.4.1 La descrizione del virus 110
  - 7.4.2 L'epidemiologia 111
  - 7.4.3 La sintomatologia 112
  - 7.4.4 Le complicanze 113
  - 7.4.5 La diagnosi 115
  - 7.4.6 La prognosi 115
  - 7.4.7 La prevenzione 116
  - 7.4.8 La terapia 117
- 7.5 Virus respiratorio sinciziale 117
  - 7.5.1 La descrizione del virus 117
  - 7.5.2 L'epidemiologia 118
  - 7.5.3 La sintomatologia 119
  - 7.5.4 Le complicanze 121
  - 7.5.5 La diagnosi 121
  - 7.5.6 La prognosi 122
  - 7.5.7 La prevenzione 122
  - 7.5.8 La terapia 123
- 7.6 Metapneumovirus umano 124

- 7.6.1 La descrizione del virus 124
- 7.6.2 L'epidemiologia 126
- 7.6.3 La sintomatologia 126
- 7.6.4 Le complicanze 127
- 7.6.5 La diagnosi 128
- 7.6.6 La prevenzione 128
- 7.6.7 La terapia 128
- 7.7 Virus del morbillo 129
  - 7.7.1 La descrizione del virus 129
  - 7.7.2 L'epidemiologia 130
  - 7.7.3 Il fattore R_0 e le epidemie 131
  - 7.7.4 La sequenza degli eventi 131
  - 7.7.5 La sintomatologia 133
  - 7.7.6 Le complicanze 134
  - 7.7.7 La diagnosi 139
  - 7.7.8 La prognosi 139
  - 7.7.9 La prevenzione 140
  - 7.7.10 La terapia 141
- 7.8 Virus della varicella 142
  - 7.8.1 La descrizione del virus 142
  - 7.8.2 L'epidemiologia 144
  - 7.8.3 La patogenesi 145
  - 7.8.4 La sintomatologia 146
  - 7.8.5 Le complicanze 148
  - 7.8.6 Le infezioni durante la gravidanza . 149

7.8.7	La diagnosi	151
7.8.8	La prognosi	152
7.8.9	La prevenzione	153
7.8.10	La terapia	155

7.9 Virus dell'HIV 157
- 7.9.1 La descrizione del virus 157
- 7.9.2 La particella virale 158
- 7.9.3 La storia dell'HIV 160
- 7.9.4 Cenni sulla famiglia dei retrovirus . 162
- 7.9.5 Il genoma dell'HIV-1 163
- 7.9.6 L'epidemiologia 166
- 7.9.7 L'ingresso del virus 168
- 7.9.8 Il ciclo vitale 170
- 7.9.9 La replicazione 171
- 7.9.10 La patogenesi e l'immunità 175
- 7.9.11 La clinica dell'infezione 178
- 7.9.12 I sintomi 180
- 7.9.13 Classificazioni 184
- 7.9.14 Le diagnosi di laboratorio 186
- 7.9.15 La prevenzione 189
- 7.9.16 La terapia HAART 190

7.10 Virus dell'epatite A 194
- 7.10.1 La descrizione del virus 194
- 7.10.2 Il ciclo vitale del virus 195
- 7.10.3 La patogenesi 196

- 7.10.4 L'epidemiologia 197
- 7.10.5 La clinica 197
- 7.10.6 La diagnosi 199
- 7.10.7 La prevenzione 200
- 7.10.8 La terapia 201
- 7.11 Virus dell'epatite B 202
  - 7.11.1 La descrizione del virus 202
  - 7.11.2 La storia dell'HBV 205
  - 7.11.3 L'immunopatogenesi 205
  - 7.11.4 L'epidemiologia 206
  - 7.11.5 La clinica 208
  - 7.11.6 La diagnosi 213
  - 7.11.7 La prevenzione 215
  - 7.11.8 La terapia 217
- 7.12 Virus dell'epatite C 218
  - 7.12.1 La descrizione del virus 218
  - 7.12.2 La patogenesi 220
  - 7.12.3 L'epidemiologia 222
  - 7.12.4 La clinica 224
  - 7.12.5 La diagnosi 226
  - 7.12.6 La prevenzione 227
  - 7.12.7 La terapia 227
- 7.13 Virus del papilloma umano 231
  - 7.13.1 La descrizione del virus 231
  - 7.13.2 La patogenesi 235

7.13.3 L'epidemiologia 237
7.13.4 La clinica 239
7.13.5 La diagnosi 242
7.13.6 La prevenzione 244
7.13.7 La terapia 247

1 Introduzione

Questo libro è dedicato interamente ai virus e alle malattie infettive ed è diviso in tre parti. Nella prima parte, dopo aver introdotto i virus e le loro caratteristiche, come struttura, classificazione e replicazione, si trattano le modalità di trasmissione e diffusione con i relativi meccanismi di difesa antivirale del corpo umano. La seconda parte è dedicata agli esami strumentali, alla diagnostica, alla prevenzione e ai trattamenti, con particolare attenzione ai vaccini, alla sieroprofilassi e alla sieroterapia. Nella terza parte si approfondiscono 13 infezioni virali più comuni, tra cui il raffreddore, l'influenza, il morbillo, la varicella, le epatiti, l'HIV e l'HPV.

2 I virus

2.1 Definizione

I virus sono parassiti endocellulari obbligati, sono cioè costretti a replicarsi all'interno di una cellula, perché privi dell'informazione genetica che codifica l'apparato necessario alla generazione di energia metabolica (ATPasi) o per la sintesi di proteine (ribosomi). Da questo punto di vista e per queste funzioni sono completamente dipendenti dalla cellula ospite. Possono infettare l'uomo, gli animali, le piante, ma anche altri microrganismi come i batteri (ad esempio i batteriofagi). Hanno dimensioni variabili che vanno da 10 nanometri (nm) a 250-300 nm e il loro genoma può essere a DNA o a RNA. Una loro peculiarità è quella di essere acellulari e di riuscire a passare attraverso filtri che trattengono i batteri. Ricordiamo che 1 nm corrisponde a un miliardesimo di metro (1 nm = 10^{-9} m). I virus utilizzano i sistemi metabolici e bioenergetici di un ospite vivente per replicarsi e per sintetizzare le proprie proteine.

2.2 Ordini di grandezza

Il Sistema Internazionale (SI) di misura prevede l'utilizzo di sette grandezze fisiche fondamentali per descrivere qualsiasi grandezza, a ciascuna delle quali viene associata un'unità di misura. Per quanto riguarda la misura di lunghezze, l'unità di misura nel SI è il metro (m). Nello studio della Natura capita di misurare o avere a che fare con oggetti o entità molto piccoli o molto grandi. Si pensi ad esempio alla misura del diametro di una galassia o alla misura della lunghezza di un batterio, di un virus o di un atomo. Per questo motivo si introducono i multipli e i sottomultipli delle unità di misura e si ricorre spesso all'uso della notazione scientifica per scrivere un risultato. Nella notazione scientifica, per esprimere una quantità, si fa uso delle potenze del 10, scrivendo un numero compreso tra 1 e 10 (escluso) moltiplicato per una potenza di 10. Ad esempio il numero 376.78 in notazione scientifica si scrive $3.7678 \cdot 10^2$.

Per quanto riguarda il metro, i sottomultipli, in ordine decrescente, sono i seguenti:

- decimetro (10^{-1} m): simbolo dm, dove "d" sta per "deci", corrisponde a un decimo di metro, ovvero 0.1 metri, da cui le equivalenze, in notazione scientifica, 1 dm = 10^{-1} m e 1 m = 10 dm;

- centimetro (10^{-2} m): simbolo cm, dove "c" sta per "centi", corrisponde a un centesimo di metro, ovvero 0.01 metri, da cui le equivalenze, in notazione scientifica, 1 cm = 10^{-2} m e 1 m = 10^2 cm;

- millimetro (10^{-3} m): simbolo mm, dove "m" sta per "milli", corrisponde a un millesimo di metro, ovvero 0.001 metri, da cui le equivalenze, in notazione scientifica, 1 mm = 10^{-3} m e 1 m = 10^3 mm;

- micrometro (10^{-6} m): simbolo μm, dove "μ" (lettera greca mu) sta per "micro", corrisponde a un milionesimo di metro, ovvero 0.000001 metri, da cui le equivalenze, in notazione scientifica, 1 μm = 10^{-6} m e 1 m = 10^6 μm;

- nanometro (10^{-9} m): simbolo nm, dove "n" sta per "nano", corrisponde a un miliardesimo di metro, ovvero 0.000000001 metri, da cui le equivalenze, in notazione scientifica, 1 nm = 10^{-9} m e 1 m = 10^9 nm;

- picometro (10^{-12} m): simbolo pm, dove "p" sta per "pico", corrisponde a un millesimo di miliardesimo di metro, ovvero 0.000000000001 metri, da cui le equivalenze, in notazione scientifica, 1 pm = 10^{-12} m e 1 m = 10^{12} pm;

- femtometro (10^{-15} m): simbolo fm, dove "f" sta per "femto", corrisponde a un milionesimo di miliardesimo di metro, ovvero 0.000000000000001 metri, da cui le equivalenze, in notazione scientifica, 1 fm = 10^{-15} m e 1 m = 10^{15} fm.

I multipli invece, in ordine crescente, sono i seguenti:

- decametro (10^1 m): simbolo dam, dove "da" sta per "deca", corrisponde a dieci metri, ovvero 10 metri, da cui le equivalenze, in notazione scientifica, 1 dam = 10 m e 1 m = 10^{-1} dam;

- ettometro (10^2 m): simbolo hm, dove "h" sta per "etto", corrisponde a cento metri, ovvero 100 metri, da cui le equivalenze, in notazione scientifica, 1 hm = 10^2 m e 1 m = 10^{-2} hm;

- chilometro (10^3 m): simbolo km, dove "k" sta per "chilo", corrisponde a mille metri, ovvero 1000 metri, da cui le equivalenze, in notazione scientifica, 1 km = 10^3 m e 1 m = 10^{-3} km;

- megametro (10^6 m): simbolo Mm, dove "M" sta per "mega", corrisponde a un milione di metri, ovvero 1000000 metri, da cui le equivalenze, in notazione scientifica, 1 Mm = 10^6 m e 1 m = 10^{-6} Mm;

- gigametro (10^9 m): simbolo Gm, dove "G" sta per "giga", corrisponde a un miliardo di metri, ovvero 1000000000 metri, da cui le equivalenze, in notazione scientifica, 1 Gm = 10^9 m e 1 m = 10^{-9} Gm;

- terametro (10^{12} m): simbolo Tm, dove "T" sta per "tera", corrisponde a mille miliardi di metri, ovvero 1000000000000 metri, da cui le equivalenze, in notazione scientifica, 1 Tm = 10^{12} m e 1 m = $10^{-1}2$ Tm;

- petametro (10^{15} m): simbolo Pm, dove "P" sta per "peta", corrisponde a un milione di miliardi di metri, ovvero 1000000000000000 metri, da cui le equivalenze, in notazione scientifica, 1 Pm = 10^{15} m e 1 m = 10^{-15} Pm.

Si dice ordine di grandezza di un numero la potenza del 10 più vicina al numero stesso. Ad esempio l'ordine di grandezza del numero 342 è 2, perché in notazione scientifica si ha 342 = $3.42 \cdot 10^2$ e quello di 3 nm è -9 (3 nm = $3 \cdot 10^{-9}$). In ambito microbiologico sono rilevanti i sottomultipli del metro, infatti in ordine crescente di dimensioni, in Natura, troviamo i quark che formano i protoni e i neutroni, gli atomi (formati da protoni, neutroni ed elettroni), le molecole, le macromolecole, come ad esempio le proteine e il DNA, i virus, i batteri e così via.

2.3 Cellule procarioti ed eucarioti

Le forme di vita possono essere divise in due categorie, procarioti ed eucarioti, a seconda della loro struttura cellulare (rispettivamente cellula procariote e cellula eucariote). Una cellula può essere definita come l'unità funzionale degli esseri viventi e può essere classificata come la più piccola struttura vivente. La differenza sostanziale tra cellula procariote e cellula eucariote risiede nel fatto che la prima non contiene un nucleo racchiuso da una membrana. Un'altra differenza è la dimensione, di solito le cellule eucariote hanno una dimensione maggiore rispetto a quelle procariote.

I procarioti sono divisi a loro volta in due categorie: i batteri e gli archea. Questi ultimi sono poco diffusi e popolano spesso ambienti con condizioni di vita estreme, come ad esempio i fondali oceanici. La cellula procariote ha una dimensione tipica di 1-10 μm, dove 1 μm, ricordiamo, equivale a un milionesimo di metro o a un millesimo di millimetro (1 μm = 10^{-6} m = 10^{-3} mm) ed è formata da varie parti. All'esterno troviamo i pili, che permettono l'aderenza con le superfici, e i flagelli, che ne permettono il movimento. Appena più all'interno si ha l'inizio della struttura vera e propria della cellula, dove troviamo un primo rivestimento protettivo gelatinoso e viscoso che prende il nome di glicocalice, detto anche capsula. Questo rivestimento, tra le varie funzioni, è in grado di trattenere l'acqua per evitare l'essiccazione del batterio. E' presente anche la parete cellulare, che fornisce protezione e sostegno, ed è di consistenza rigida, ma abbastanza porosa da permettere l'eventuale assorbimento di nutrimenti esterni. Più in profondità è situata la membrana plasmatica che racchiude la parte più intima della cellula, sede del suo metabolismo, cioè il citoplasma. La membrana plasmatica è costituita da un doppio strato fosfolipidico e funge da barriera protettiva. Nel citoplasma sono anche presenti alcune strutture funzionali della cellula, come il nucloide e i ribosomi. Il nucloide occupa una regione ristretta e contiene il DNA, cioè il materiale genetico della cellula. Il genoma delle cellule procariote è più semplice rispetto a quello delle cellule eucariote, e di solito consiste in una sola molecola di DNA circolare, anche se possono essere presenti cromosomi con una struttura lineare. I ribosomi svolgono invece la funzione di sintetizzare i polipeptidi. Nelle cellule procariote la divisione cellulare avviene per scissione o gemmazione.

La cellula eucariote ha una dimensione tipica di 10-100 μm e presenta più strutture rispetto a quella procariote, possiede inoltre un nucleo vero e proprio con una doppia membrana. Inoltre in una cellula eucariote, al contrario di quella procariote, la divisione cellulare avviene per mitosi e meiosi. Gli organismi tipici che possiedono questo tipo di cellula sono praticamente tutti gli altri ad eccezione di batteri e archea, cioè i protozoi, le piante, i funghi e gli animali. Le cellule eucariote hanno dei compartimenti definiti dove possono avvenire reazioni chimiche distinte. Tra le cellule eucariote troviamo quella animale e quella vegetale. In entrambe le cellule, partendo dall'esterno e procedendo verso l'interno, troviamo il citoscheletro e la membrana plasmatica. Il citoscheletro definisce e regola la forma della cellula ed è composto da tre tipi di proteine che sono responsabili del movimento cellulare. La membrana plasmatica permette il trasferimento di sostanze dall'interno della cellula all'esterno e viceversa. Inoltre la cellula vegetale possiede anche la parete cellulare che le conferisce rigidità e contribuisce a delinearne la forma, oltre a proteggerla da agenti esterni. All'interno della cellula troviamo diversi organelli. In entrambe le cellule (animale e vegetale) sono contenuti il nucleo, il reticolo endoplasmatico liscio, il reticolo endoplasmatico rugoso, i ribosomi, i mitocondri, il citoplasma, l'apparato del Golgi, i lisosomi e i perossisomi. Il nucleo, in particolare, è protetto da una membrana, contiene gran parte del patrimonio genetico, provvede alla duplicazione del DNA, alla trascrizione dell'RNA e contiene acidi nucleici e proteine sotto forma di cromatina.

2.4 Struttura del virus

Quando non si trovano all'interno di una cellula i virus sono particelle indipendenti e inattive chiamate virioni.

La struttura dei virioni è composta da un rivestimento e da un core interno. Il rivestimento possiede un involucro di natura proteica detto capside o nucleocapside (capside più acido nucleico) che gli dona la forma, protegge il genoma e fornisce stabilità alla particella virale. Alcuni virioni possiedono anche un mantello, detto envelope, che circonda il nucleocapside. Questo è composto da un doppio strato di fosfolipidi intervallato da glicoproteine e ha origine dalla membrana plasmatica di una cellula ospite precedentemente infettata e rotta a seguito di gemmazione.

Il core interno permette la moltiplicazione e l'accrescimento del virus ed è composto da una o più molecole di acido nucleico (DNA o RNA).

In natura esistono virus formati soltanto da un capside e da acidi nucleici e sono detti virus nudi. Quando invece il nucleocapside contiene anche l'envelope allora prende il nome di virus rivestito. In quest'ultimo caso è generalmente accompagnato da una struttura proteica virus-specifica, detta matrice virale o tegumento, che si inserisce tra l'envelope e il nucleocapside.

2.5 Il capside

Il capside è formato da proteine chiamate capsomeri, visibili al microscopio elettronico come anelli identici posti a distanza regolare l'uno dall'altro e con un foro centrale. I capsomeri sono formati a loro volta da più molecole proteiche, chiamate protomeri, che ne costituiscono le subunità strutturali. Queste subunità si autoassemblano spontaneamente e, combinandosi in vario modo, ne definiscono la simmetria della struttura che può essere cubica, icosaedrica, elicoidale, binaria o complessa.

Il capside con simmetria icosaedrica è composto da almeno 12 vertici, 20 facce e 30 spigoli. Alle estremità della struttura sono presenti i capsomeri che hanno una simmetria pentamerica e interagiscono con cinque capsomeri adiacenti. Esempi di virus con capside icosaedrico sono:

- l'Adenovirus;

- l'Herpesvirus;

- il Rotavirus;

- il Picornavirus;

- il Reovirus;

- il Papovavirus;

- il Parvovirus.

Il capside con simmetria elicoidale è presente nei virioni di forma bastoncellare o filamentosa. Più copie dello stesso capsomero sono avvolte, come una spirale, attorno a un "asse centrale ideale", in cui risiede il genoma a RNA o il DNA a singolo filamento. Esempi di virus a simmetria elicoidale sono:

- il virus del mosaico del tabacco;
- il Rhabdovirus;
- il Coronavirus;
- il Paramyxovirus;
- il Orthomixovirus.

Il capside con simmetria complessa, a differenza di quelli con simmetria icosaedrica o elicoidale, ha una struttura non ben definita. Esempi di virus a simmetria complessa sono:

- il Poxvirus, come ad esempio il vaiolo;
- i batteriofagi (virus che infettano batteri).

2.5.1 Il mantello

Il mantello, detto anche pericapside o peplos, costituisce la membrana esterna del virus ed è composto principalmente da polisaccaridi, lipidi e proteine. Il mantello è presente, nella maggior parte dei casi, in virus che possiedono una simmetria elicoidale e, in alcuni casi, nei virus che hanno un capside con una simmetria isometrica, come ad esempio i Retrovirus o l'Herpes. I virus acquisiscono il mantello nella fase tardiva del ciclo d'infezione, dopo l'assemblaggio del nucleocapside. Il mantello ha la funzione di mascherare gli antigeni virali presenti nel capside, permettendo al virus di non essere riconosciuto dal sistema immunitario. Le glicoproteine fusogene presenti nel mantello favoriscono l'entrata del virus nella cellula da infettare, creando dei varchi lungo la sua membrana esterna.

2.5.2 Il core

Il core è costituito da materiale genetico (DNA o RNA) complessato a proteine funzionali e strutturali. I virus a DNA o desossiribovirus possono essere a singola elica o a doppia elica. I primi sono detti ssDNA (single-stranded) e si dividono in:

- a singola elica lineare (ad esempio Parvovirus);

- a singola elica circolare (ad esempio Circovirus suino).

Quelli a doppia elica sono detti dsDNA (double-stranded) e si dividono in:

- a doppia elica lineare (ad esempio Adenovirus);

- a doppia elica circolare (ad esempio Papovavirus).

Anche i virus a RNA possono essere a singola elica o a doppia elica. I primi, detti ssRNA (positivi, +, o negativi, −), si dividono in:

- a singola elica a polarità positiva (+);

- a singola elica a polarità negativa (−).

I virus a RNA a doppia elica hanno due filamenti di ribonucleotidi a orientamento opposto (antiparalleli), uniti da legami a idrogeno tra basi azotate e sono detti dsRNA. Esistono anche virus a RNA a singola elica o doppia elica frammentata. Alcuni esempi sono gli Orthomixovirus (con otto frammenti) o i Reovirus (con dodici frammenti). Le proteine virali associate all'acido nucleico possono essere funzionali, strutturali, precoci o tardive. Le proteine funzionali si occupano della replicazione virale, mentre le proteine strutturali sono incorporate nelle nuove particelle virali, ad esempio come costituenti del capside o dell'envelope. Le proteine precoci sono sintetizzate subito dopo il denudamento del virus e agiscono principalmente come enzimi e regolatori, mentre le proteine tardive vengono prodotte dopo la replicazione virale e assumono specialmente un ruolo di tipo strutturale.

2.6 Classificazione dei virus

La classificazione tassonomica dei virus è la seguente:

- Ordine (di solito presenta il suffisso -virales)
- Famiglia (di solito presenta il suffisso -viridae)
- Sottofamiglia (di solito presenta il suffisso -virinae)
- Genere (di solito presenta il suffisso -virus)
- Specie (nome comune)

Ad esempio per il virus dell'HIV abbiamo:

- Ordine: Acytota
- Famiglia: Retroviridae
- Sottofamiglia: Orthoretrovirinae
- Genere: Lentivirus
- Specie: Virus dell'immunodeficienza umana

I virus possono essere classificati secondo i seguenti criteri:

1. in base alla natura dell'ospite parassitato:
   - virus dei vegetali;
   - virus degli animali;
   - virus dei batteri (batteriofagi);

2. a seconda della tipologia e organizzazione dell'acido nucleico:

- a DNA (gli animali sono colpiti principalmente da virus a DNA);
- a RNA (la maggior parte dei virus che colpiscono i vegetali e i batteri sono a RNA);
- a singola catena;
- a doppia catena;
- a filamento segmentato.

3. in base alla simmetria del capside:

- icosaedrica;
- elicoidale;
- complessa.

4. presenza o assenza dell'envelope;

5. strategia di replicazione: ogni virus ha la propria strategia replicativa e si moltiplica sfruttando le strutture di biosintesi della cellula ospite.

2.7 Fasi del ciclo replicativo

Il ciclo replicato si divide in 6 fasi:

1. Attacco o adsorbimento: interazione tra le glicoproteine virali (antirecettori) e i recettori cellulari presenti sulla membrana plasmatica della cellula ospite. In base al tipo di recettore l'attacco può essere contro singoli tessuti (recettori specifici) o contro più tessuti (recettori aspecifici);

2. Penetrazione del nucleocapside nel citoplasma della cellula ospite che può avvenire a sua volta per:

   - traslocazione della particella attraverso la membrana plasmatica (virus nudi);
   - endocitosi, che prevede l'adesione del virus alla membrana cellulare ospite con conseguente introflessione e trasporto del virus nel citoplasma dell'ospite tramite un vacuolo fagocitario;
   - fusione, che avviene per virus con mantello, attraverso le proteine fusogene;

3. Denudamento o eclissi: il virus si svincola dal capside e libera il genoma spontaneamente o tramite l'azione di enzimi lisosomiali;

4. Trascrizione, trasduzione dei messaggeri e replicazione: avviene la sintesi di RNA precoci e delle proteine enzimatiche, si ha la replicazione del genoma e la sintesi di RNA tardivi e di proteine strutturali;

5. Assemblaggio: vengono assemblati i virioni e si ha l'impacchettamento del genoma dei nuovi virioni;

6. Liberazione: i virioni maturi vengono liberati dalla cellula per esocitosi, se non è presente il mantello, o per gemmazione, se presente.

In particolare nei batteriofagi le fasi della penetrazione e del denudamento avvengono contemporaneamente.

La replicazione virale è permessa solo se le cellule ospiti possiedono due caratteristiche specifiche: la sensibilità e la permissività. La sensibilità è legata alla presenza di specifici recettori cellulari presenti sulla membrana dell'ospite a cui i virus possono attaccarsi. La permissività è data dall'idoneità dei meccanismi molecolari e cellulari a trascrivere completamente il genoma virale, a sintetizzare le proteine strutturali e a permettere le funzionalità virali. La permissività definisce la presenza di diverse tipologie di infezioni, suddivise in:

- Infezioni produttive: l'infezione di una cellula permissiva da parte di un virione completo che porta alla produzione di una progenie virale infettante;

- Infezioni restrittive: si ha quando le cellule sono permissive solo in alcuni momenti del loro ciclo vitale;

- Infezioni latenti: il virus mantiene il suo genoma per un certo periodo di tempo in uno stato silente, fino all'instaurarsi di condizioni che permettono lo sviluppo di un completo ciclo virale replicativo;

- Infezioni abortive: quando l'infezione può non completarsi. Questo avviene di solito quando il virus infettante è difettivo, quando mancano ad esempio delle parti essenziali all'interno del genoma, o quando la cellula suscettibile non è completamente permissiva, cioè consente l'espressione solo di alcuni geni virali provocando così l'arresto del ciclo replicativo infettivo.

3 Il virus e l'organismo umano

3.1 Diffusione nell'organismo

La patogenesi virale comprende 5 eventi principali:

1. Ingresso e penetrazione nell'organismo;

2. Replicazione primaria del virus nel sito d'ingresso e relativa infezione localizzata;

3. Diffusione dalla sede d'impianto dell'infezione attraverso il sangue, detta viremia primaria;

4. Disseminazione agli organi bersaglio attraverso il sistema reticolo-endoteliale (le cellule dell'organo bersaglio possono essere infettate soltanto se sono sensibili e permissive), replicazione secondaria e immissione nel sangue di un'ulteriore quantità di virus, definita viremia secondaria (con maggiore carico virale nel circolo sanguigno);

5. Infezione disseminata: l'infezione si diffonde a molti organi, oltre a quelli bersaglio.

3.2 Modalità di trasmissione

La modalità di trasmissione del virus sono molteplici. Le principali sono le seguenti:

1. per via respiratoria (molto comune): può avvenire attraverso l'emissione di goccioline o per via aerea. Le goccioline vengono espulse a breve distanza, ad esempio durante una conversazione, e si possono depositare nelle congiuntive, nelle mucose e nella bocca. La trasmissione per via aerea avviene invece tramite la disseminazione di nuclei contenenti microrganismi nelle goccioline evaporate. Quest'ultima modalità è in grado di contagiare persone molto lontane dal paziente infetto, infatti le goccioline più leggere possono rimanere sospese nell'aria per un lungo lasso di tempo a seguito di colpi di tosse, starnuti, conversazioni o durante determinate procedure diagnostiche e terapeutiche. Esempi di virus a trasmissione aerea sono l'influenza e la SARS. Gli ambienti chiusi, affollati e poco ventilati possono favorire il contagio;

2. per via oro-fecale (molto comune): gli agenti patogeni entrano nell'organismo attraverso il canale alimentare. La diffusione di queste malattie è connessa all'ambiente e alle cattive abitudini comportamentali, alimentari e igieniche. Per quanto riguarda l'ambiente la principale

fonte d'infezione è la contaminazione dell'acqua, seguita dall'inadeguata o assente gestione delle reti fognarie e degli acquedotti. Esempi di infezioni virali associate a questa via di trasmissione sono l'epatite A (HAV), le gastroenteriti e la poliomielite. Per quanto riguarda l'acqua contaminata i virus più frequenti sono l'HAV, l'HEV, il Norwalk-virus, l'Adenovirus e il Rotavirus;

3. attraverso il sangue: avviene principalmente tramite lesioni cutanee, anche lievi, trasfusioni di sangue o uso di siringhe infette;

4. per contatto: oltre alle lesioni lesioni cutanee, si può trasmettere attraverso la saliva o oggetti contaminati;

5. per zoonosi (contatto con animali infetti): il contagio può avvenire per inoculazione diretta nel tessuto o nel sangue di virus ad opera di un animale infetto, ad esempio tramite un morso, o a seguito di una puntura da parte di un artropode ematofago che si è nutrito con il sangue di un soggetto infetto;

6. tramite rapporti sessuali: è possibile la trasmissione di agenti infettanti eliminati con i secreti corporei direttamente sulle mucose del partner sano. Un esempio di virus che si può trasmettere con queste modalità è l'HIV;

7. per via materno-fetale: comprendente le infezioni prenatali o congenite (acquisite dalla madre o dal feto prima della nascita), le infezioni connatali (ottenute durante il parto, dovute a microrganismi presenti nel tratto genitale materno), le infezioni ematogene (acquisite dalla madre e trasmesse al feto attraverso la placenta) e le infezioni ascendenti (raggiungono il feto dalla vagina dopo la rottura o l'alterazione delle membrane fetali).

3.3 Periodo di incubazione

Con il termine incubazione si intende il periodo che intercorre tra l'infezione e la manifestazione clinica della malattia. Questo lasso di tempo dipende dal tipo di infezione virale contratta. I periodi di incubazione delle malattie virali più comuni sono i seguenti:

- Influenza: 1-2 giorni;

- Malattie da raffreddamento: 1-2 giorni;

- Patologia respiratoria acuta: 5-7 giorni;

- Herpes simplex: 5-8 giorni;

- Enterovirus: 6-12 giorni;

- Morbillo: 12-14 giorni;

- Varicella: 13-17 giorni;

- Poliomielite: 5-20 giorni;

- Parotite: 16-20 giorni;

- Rosolia: 17-20 giorni;

- HAV: 15-40 giorni;

- HBV: 50-180 giorni;

- HIV: 1-10 anni;

- Mononucleosi: 30-50 giorni;

- Rabbia: 30-100 giorni;

- Papilloma: 50-150 giorni.

3.4 Difese antivirali

Le difese dell'organismo nei confronti delle infezioni virali sono le seguenti:

1. barriere naturali anatomiche: cute e mucose alimentari o respiratorie;

2. difese aspecifiche umorali: fattori infiammatori, Interferoni, sistema del complemento;

3. difese aspecifiche cellulari: cellule NK e macrofagi;

4. difese specifiche umorali: immunoglobuline, linfociti B, plasmacellule;

5. difese specifiche cellulari: CTL e macrofagi.

3.5 Evoluzione dell'infezione

L'infezione da virus può avere due possibili esiti, quello atteso della risoluzione dell'infezione, con l'eradicazione completa del virus dall'organismo, e la persistenza del virus. In quest'ultimo caso si può avere:

- un'infezione cronica (non litiche, produttive);

- un'infezione latente (sintesi di macromolecole ma non di virioni);

- un'infezione ricorrente;

- un'infezione trasformante.

3.5.1 Infezione cronica

L'infezione cronica è caratterizzata da una continua e prolungata diffusione del virus nell'organismo. In questo caso la manifestazione della malattia può ridursi fino a scomparire, ma il virus continua ad essere presente, replicandosi a bassi livelli.

3.5.2 Infezione latente

L'infezione latente dei virus a RNA o DNA è caratterizzata dalla loro persistenza all'interno delle cellule ospiti senza che vi sia replicazione e senza manifestazioni della patologia. La persona, pur essendo asintomatica, è comunque infetta e può tramettere il virus ad altre persone. Esempi di virus che possono rimanere latenti sono l'HPV, l'HSV e l'HIV.

3.5.3 Infezione ricorrente

L'infezione ricorrente è la riattivazione periodica del virus "dormiente" che, riattivandosi, da luogo alla sua manifestazione, provocando le cosiddette recidive.

3.5.4 Infezione trasformante

L'infezione trasformante è caratterizzata da particelle virali in grado di trasformare una cellula sana in una cellula tumorale. Il meccanismo con cui viene trasformata la cellula dipende dal tipo di virus che l'ha infettata (a DNA o RNA).

4 La diagnosi

La conoscenza del tipo di virus che ha colpito l'organismo richiede l'esecuzione di specifiche indagini di laboratorio. Le procedure per la rilevazione del virus avvengono in modo diretto o indiretto, nel primo caso si utilizza il materiale infetto per ricercare e identificare il virus, mentre nel secondo ci si prefigge come obiettivo la rilevazione dell'eventuale attivazione specifica della risposta immunitaria dell'organismo ospite contro il virus. Tra i metodi diretti troviamo la microscopia (esame istologico e dei corpi di inclusione), la microscopia elettronica (immunoelettromicroscopia), l'uso di colture cellulari (si isola il virus per procedere alla sua identificazione), la rilevazione delle proteine virali (Test ELISA, tecnica Western Blot e di Immunoistochimica) e la rilevazione del genoma virale (PCR e RT-PCR).

4.1 Esame istologico

L'esame istologico si basa sul prelievo di un tessuto (o frammento di tessuto) potenzialmente infetto da un organismo ospite che viene esaminato per rilevare eventuali alterazioni tipiche strutturali connesse a un determinato agente infettivo virale.

Ad esempio l'esame istologico nel caso di infezione da virus della rabbia rileva la presenza di corpi di inclusione, mentre nel caso di infezione da HPV si osserva la presenza di coilocitosi a seguito di PAP-test.

4.2 Microscopia elettronica

La microscopia elettronica (ME) è considerata un valido supporto per la rilevazione della presenza di virus ancora sconosciuti e ad alta carica virale. Esistono però numerosi svantaggi associati a questo tipo di metodica, come ad esempio la non rilevazione della specie del virus, ma solo della famiglia (bassa sensibilità), i costi elevati per l'acquisto e la manutenzione del microscopio e la necessità di presenza di personale altamente specializzato.

4.3 Immunoelettromicroscopia

L'immunoelettromicroscopia (IEM) permette di aumentare la sensibilità e la specificità della ME. La procedura prevede di abbinare la fisiologica reazione immunitaria all'uso del microscopio elettronico, utilizzando un anticorpo specifico adeguatamente marcato con metalli pesanti di tipo elettroni-opachi, prima dell'esecuzione dell'esame al microscopio elettronico.

4.4 Colture cellulari

Con coltura cellulare si intende quel procedimento in cui, usando ambienti artificiali sotto controllo, vengono fatti crescere e proliferare dei microrganismi. Le colture fatte in laboratorio sono utili per la ricerca, per diagnosticare un'infezione e per la produzione di vaccini. Per quanto riguarda i virus, questa procedura ne permette l'isolamento e identificazione. Il materiale da valutare viene prelevato, attraverso campioni di tessuto o per mezzo di tamponi, durante la fase acuta iniziale, direttamente dai siti di replicazione virale. Il prelievo viene effettuato tenendo in considerazione che il picco della replicazione avviene di solito durante i primi 2-3 giorni dal manifestarsi della sintomatologia. Il campione contenente il materiale virale deve essere immediatamente processato, ripulito dalle cellule e dai batteri attraverso la centrifugazione, diluito, per poi essere risospeso in un terreno di coltura contenente opportuni antibiotici, antimicotici (produzione e mantenimento della sterilità del terreno) e sostanze nutritive e inoculato nuovamente in opportune colture tissutali. La composizione del terreno è diversa a seconda del tipo di microrganismo sotto esame. In base alla sua tipologia vengono inseriti, nel terreno di coltura, specifici fattori di crescita e, al momento dell'infezione, esso viene sostituito con un terreno di mantenimento. La manifestazione dell'effetto citopatico (CPE), cioè l'insieme dei cambiamenti morfologici che una cellula infettata da virus può assumere, è correlata alla concentrazione del virus e alla sua tipologia (il CPE si osserva di solito in un periodo di tempo che va da 1 giorno a qualche settimana). Oltre alle colture cellulari esistono anche dei metodi alternativi, meno utilizzati, come l'impiego delle uova embrionate, utilizzate ancora oggi per il vaccino antinfluenzale, e l'impiego di animali a scopo di studio e di ricerca scientifica.

Le colture cellulari si distinguono in:

- colture primarie;

- colture con linee stabilizzate (immortalizzate);

- colture con linee trasformate;

- colture con linee ingegnerizzate.

4.4.1 Colture cellulari primarie

Le colture cellulari primarie vengono effettuate con normali cellule diploidi che crescono, formando un monostrato continuo, a confluenza, dello spessore di una singola cellula. Questo tipo di coltura ha una capacità di proliferazione limitata, infatti, dopo un certo numero di duplicazioni, le cellule smettono di replicarsi a causa dell'inibizione da contatto. Inoltre, al termine della loro attività moltiplicativa, esse degenerano e muoiono (per senescenza e apoptosi). La vita tipica di una cellula all'interno di una coltura cellulare primaria è riassumibile in 4 fasi:

- prima fase: crescita cellulare lenta (fase di latenza o adattamento);

- seconda fase: crescita cellulare regolare. Durante questa fase si ha, ad ogni replicazione, il raddoppio del numero di cellule (fase esponenziale);

- terza fase: equilibrio tra le cellule in fase di duplicazione e le cellule morte (fase stazionaria o di plateau);

- quarta fase: il numero delle cellule morte (per apoptosi o per senescenza) supera quello delle cellule in fase di duplicazione (fase di declino o di morte).

4.4.2 Colture cellulari con linee stabilizzate

Le colture cellulari con linee stabilizzate, a differenza di quelle primarie, hanno la capacità di proliferare indefinitamente senza andare incontro a degenerazione. Questo fenomeno è causato dalla presenza di alterazioni (non solo derivanti dalla presenza di un tumore), di "trasformazioni" virali o da sostanze chimiche e tali modifiche fanno assumere alle cellule un comportamento simil-tumorale.

4.4.3 Colture cellulari con linee trasformate

Le colture cellulari con linee trasformate, similmente a quelle con linee stabilizzate, hanno una capacità replicativa illimitata e non si ha degenerazione dopo un certo numero di replicazioni. In queste linee vengono utilizzate le cellule tumorali o le cellule su cui sono state effettuate manipolazioni tali da creare un nuovo fenotipo trasformato.

4.4.4 Colture cellulari con linee ingegnerizzate

Nelle colture cellulari con linee ingegnerizzate le cellule sono trasfettate con un gene d'interesse, sono cioè modificate attraverso l'inserimento di materiale biologico estraneo (esogeno) all'interno della cellula. Questa procedura può essere eseguita su cellule di colture cellulari trasformate o su cellule di colture cellulari primarie.

4.4.5 Modalità di crescita in coltura

Le cellule delle colture primarie e delle linee cellulari possono crescere in adesione o in sospensione.
La modalità di crescita in sospensione (galleggiando nel terreno) viene utilizzata per le cellule del sistema immunitario, compresi i loro precursori. Quest'ultime hanno

bisogno, per crescere, di condizioni di vita il più vicine possibili a quelle naturali e per questo motivo non possono crescere in vitro o possono farlo solo per un periodo di tempo limitato. La modalità di crescita in adesione utilizza un supporto al di sopra del quale le cellule aderiscono e si replicano (ad esempio fibroblasti, cellule endoteliali o cellule epiteliali).

4.4.6 Metodi biologici

I metodi biologici utilizzati per la crescita cellulare sono tre:

1. in vitro: sperimentazione sulle colture cellulari;

2. in vivo: sperimentazione su animali da laboratorio;

3. ex-vivo: sperimentazione su tessuti viventi al di fuori dell'organismo.

4.4.7 Vantaggi e svantaggi

I vantaggi nell'uso delle colture cellulari sono:

- economicità;

- possibilità di studio degli effetti tossici sulle cellule umane (studi di citotossicità);

- possibilità di studio dei processi intracellulari e delle interazioni tra le cellule;

- possibilità di studio del meccanismo d'azione dei farmaci;

- applicazione in ambito della biologia molecolare;

- possibilità di esposizione, anche diretta, alla sostanza da valutare;

- possibilità di risposte anche con concentrazioni basse della sostanza da valutare;

- possibilità di caratterizzare i tumori;

- possibilità di studio dei processi infettivi virali.

Gli svantaggi delle colture cellulari sono:

- elevati tempi di attesa per l'ottenimento dei risultati (fino anche a quattro settimane);

- frequente bassa sensibilità;

- rischio di contaminazione batterica, che aumenta se la preparazione e l'esperienza del personale è inadeguata;

- sensibilità alle sostanze tossiche presenti all'interno del campione;

- necessita dell'utilizzo di linee cellulari diverse per diversi virus;

- difficoltà nel rifornirsi di cellule primarie;

- eventuale presenza di virus che non crescono all'interno di colture cellulari.

4.5 Rilevazione di proteine virali

Le proteine virali vengono frequentemente rilevate attraverso l'utilizzo di uno di questi tre sistemi:

1. Test ELISA;

2. Western Blot;

3. Immunoistochimica.

4.5.1 Test ELISA

Il test ELISA (dall'inglese Enzyme-Linked Immunosorbent Assay) è un esame utilizzato in immunologia per la rilevazione di determinate sostanze, principalmente antigeni espressi sulla membrana dei microrganismi patogeni o anticorpi presenti nel plasma, come risposta all'infezione innescata dalla presenza nell'organismo di un determinato antigene (tale condizione è rappresentativa di un'esposizione del soggetto all'agente patogeno). In base a ciò che si vuole ricercare esistono due varianti del test ELISA. Esiste il metodo diretto per la ricerca dell'antigene e il metodo indiretto per la rilevazione degli anticorpi prodotti contro l'antigene. Il test ELISA utilizza almeno un anticorpo a cui deve essere legato un enzima, quest'ultimo, attraverso la sua azione di catalizzatore nelle reazioni, determina la creazione di prodotti visibili con la lettura colorimetrica allo spettrofotometro.

Il test ELISA diretto viene anche chiamato "a sandwich" perché l'antigene viene intrappolato tra due strati di anticorpi. Il campione prelevato per l'esecuzione del test viene inserito all'interno dei pozzetti della piastra per microtitolazione, che è rivestita con anticorpi specifici per l'antigene del patogeno che si sta ricercando. Se il campione inserito nei pozzetti ha al suo interno l'antigene giusto allora avviene il legame con i siti leganti degli anticorpi presenti sulla superficie della piastra. Dopo la formazione dei legami antigene-anticorpo vengono eseguiti dei cicli di lavaggio opportuni, per consentire l'allontanamento del materiale non legante dal campione. Si ha poi l'aggiunta di un secondo anticorpo (specifico per l'antigene) marcato con un enzima, che si lega a un diverso determinante antigenico presente sulla membrana dello stesso antigene (dopo averlo riconosciuto attraverso i suoi siti di legame). L'unione del secondo anticorpo al complesso antigene-anticorpo forma un triplo strato (strato di anticorpo, strato di antigene, strato di anticorpo) che conferisce alla struttura l'aspetto tipico del test ELISA diretto. Il test prosegue con un secondo lavaggio e con l'aggiunta di un substrato specifico per l'enzima coniugato al secondo anticorpo. Se è presente l'antigene, l'enzima catalizza una reazione producendo un prodotto colorato visibile a occhio nudo o tramite microscopio ottico. Al contrario, se l'antigene non è presente nel campione, l'anticorpo non può legarsi e sarà allontanato tramite il ciclo di lavaggio.

Il test indiretto prevede il fissaggio di un antigene (specifico per l'anticorpo che si vuole studiare) a un substrato inserito nel fondo del pozzetto della piastra per microtitolazione. Successivamente si procede con l'eliminazione dell'antigene in eccesso che non si è legato al substrato, attraverso l'esecuzione di un lavaggio. Il test continua con l'aggiunta del campione, costituito dal siero, in cui vogliamo ricercare la presenza di anticorpi specifici per l'antigene che abbiamo inserito nel substrato. Dopo aver inserito il siero da studiare viene eseguito un secondo lavaggio per allontanare gli anticorpi che non si sono legati. Successivamente viene aggiunto un anti-anticorpo, ovvero un secondo anticorpo opportunamente marcato con un enzima (perossidasi, fosfatasi alcalina o ureasi), in grado di legarsi, quando è presente l'anticorpo nel siero, al complesso anticorpo-antigene. Un secondo lavaggio permette di eliminare dal campione, ancora una volta, gli anticorpi che non si sono legati al complesso. L'ultima fase del test prevede l'aggiunta di un substrato in grado di reagire con l'enzima con cui è stato coniugato l'anti-anticorpo. Se avviene la reazione allora i pozzetti assumono una determinata colorazione e sarà possibile determinare la presenza di anticorpi specifici per un determinato antigene.

4.5.2 Western Blot

Il Western Blot è una tecnica biochimica che permette di identificare, all'interno di una miscela complessa di proteine, un determinato antigene (la proteina d'interesse) attraverso l'utilizzo di anticorpi specifici. La miscela di proteine viene separata in base alle loro dimensioni, al loro peso molecolare o alla loro carica elettrica, utilizzando elettroforesi su gel di poliacrilammide. Le proteine separate dal gel vengono successivamente trasferite su un supporto (di solito una membrana di nitrocellulosa o blot) in grado di immobilizzarle. Questo consente una maggiore capacità di riconoscimento da parte dell'anticorpo che è stato adeguatamente modificato e marcato con un enzima. L'enzima viene infine esposto ad un substrato, determinando una reazione che si manifesta attraverso la produzione di una colorazione. La tecnica Western Blot è composta da due fasi consequenziali. Nella prima fase vengono generati gli anticorpi primari che riconoscono e si legano alla proteina specifica immobilizzata nella membrana. Nella seconda fase, che inizia dopo aver effettuato un adeguato risciacquo della membrana, per eliminare gli anticorpi che non si sono legati, avviene la produzione di anticorpi coniugati a un enzima, detti anticorpi secondari, in grado di riconoscere e legare specificamente l'anticorpo primario. La tecnica si conclude con l'enzima coniugato dell'anticorpo secondario che scinde un appropriato substrato e, in corrispondenza della proteina specifica, sviluppa un precipitato colorato.

4.5.3 Immunoistochimica

L'immunoistochimica è una tecnica, utilizzata soprattutto nei laboratori di anatomia patologica, che permette di individuare determinate molecole (antigeni) o strutture specifiche presenti all'interno sia del compartimento intracellulare che extracellulare di un campione da analizzare. Questa tecnica si basa sulla reazione immunitaria che avviene quando l'antigene che stiamo cercando si coniuga con l'anticorpo creato in laboratorio (l'anticorpo deriva da un antivirale che è stato immunizzato contro l'antigene di interesse). La tecnica prevede inoltre l'utilizzo di sistemi che rendono visibile la loro reazione al microscopio ottico. In base al numero di anticorpi utilizzati si possono distinguere due metodiche: una diretta e una indiretta. La metodica diretta prevede l'uso di un solo anticorpo marcato con un enzima (di solito perossidasi) che viene legato ad una sostanza colorata. Quest'ultima, quando l'anticorpo si coniuga con l'antigene, precipita sul sito di legame, rendendo visibile la reazione al microscopio ottico. La metodica indiretta utilizza invece due anticorpi, il primo, detto primario, si lega all'antigene da cercare, mentre il secondo, detto secondario, è contemporaneamente coniugato a un marcatore e legato a una porzione del sito Fc del primo anticorpo. In passato, l'anticorpo secondario veniva prelevato da specie diverse (topo, coniglio, ecc...) rispetto a quella dove veniva impiegato, mentre oggi si utilizzano polimeri creati grazie all'ingegneria genetica. La procedura della metodica indiretta prevede diversi step, che possiamo riassumere nei seguenti 7 passaggi:

1. prelievo di una sezione di tessuto da analizzare;

2. fissazione della sezione di tessuto prelevato su un apposito vetrino;

3. inserimento dell'anticorpo primario per ottenere la reazione con l'antigene di interesse;

4. inserimento dell'anticorpo secondario, che presenta due legami, uno con il frammento Fc dell'anticorpo primario e l'altro con un enzima catalizzatore;

5. inserimento di un adeguato substrato in grado di reagire con l'enzima presente sul secondo anticorpo;

6. reazione dell'enzima con il substrato, in caso di presenza dell'antigene, con conseguente formazione di prodotti in grado di colorare alcune zone nella sezione di tessuto;

7. osservazione delle zone di tessuto colorate attraverso l'utilizzo di un microscopio ottico.

4.6 Rilevazione del genoma virale

I principali strumenti utilizzati per migliorare la rilevazione del genoma virale sono le due tecniche di diagnosi molecolare PCR e RT-PCR.

4.6.1 PCR

La reazione a catena della polimerasi (PCR, dall'inglese Polymerase Chain Reaction) permette di ampliare il genoma del virus e ne facilita quindi il riconoscimento. La PCR moltiplica i frammenti degli acidi nucleici di cui si conoscono le sequenze nucleotidiche iniziali e finali (stampo a DNA o a RNA) presentate sotto forma di desossiribonucleosidi trifosfati. Per quanto riguarda il processo di amplificazione del DNA si hanno le seguenti fasi:

1. Denaturazione, attraverso l'aumento della temperatura, sopra i 90 °C, dei filamenti a doppia elica (i fila-

menti si staccano e divengono singoli). I filamenti liberi possono costituire nuovi filamenti;

2. Abbassamento della temperatura (40-55°C), così da per utilizzare un primer artificiale, composto da brevi sequenze di DNA complementari da inserire alle estremità 5' e 3' dei filamenti di DNA denaturati;

3. Rialzo della temperatura (65-72°C) con lo scopo di massimizzare l'azione della Taq-polimerasi (polimerasi appartenenti a organismi termostabili), usata al posto della DNA-polimerasi umana per allungare i primer.

La tecnica non può utilizzare la DNA-polimerasi umana (enzimi che, utilizzando un filamento come stampo, sintetizzano un filamento di DNA complementare) per creare il nuovo filamento, perché la denaturazione della doppia elica richiesta nella PCR necessita di elevate temperature non compatibili con la DNA-polimerasi.

PCR-real time

La PCR-real time è una tecnica utilizzata per quantificare e amplificare il DNA, attraverso la fluorescenza (ad esempio fluorofori) dei prodotti della PCR. L'utilizzo di questa tecnica è particolarmente utile per stabilire la prognosi e la terapia, ma non la diagnosi.

4.6.2 RT-PCR

La reazione a catena della polimerasi inversa (in inglese Reverse transcriptase-polymerase chain reaction, RT-PCR) è una variante della PCR, usata per studiare l'espressione genica. Questa tecnica utilizza uno stampo a RNA per sintetizzare una molecola di DNA a doppio filamento, chiamato cDNA. La RT-PCR si struttura in due fasi consecutive, la prima si occupa della retrotrascrizione dell'RNA in una molecola di cDNA, mentre la seconda fase amplifica il cDNA.

4.7 Sequenziamento genico

Il sequenziamento genico è un processo che permette l'individuazione della struttura primaria di un biopolimero (basi se si tratta di acido nucleico o aminoacidi se si tratta di proteine). Il sequenziamento del DNA permette di ordinare i diversi nucleotidi che costituiscono l'acido nucleico sotto analisi. Tale struttura permette di evidenziare regioni in cui sono presenti mutazioni di tipo fenotipo resistente a farmaci, eseguire studi epidemiologici e identificare delle regioni specie-specifiche o tipo-specifiche (genotipi e sottotipi). In particolare, per quanto riguarda i virus, il sequenziamento facilita l'identificazione del virus in cui gli acidi nucleici sono stati amplificati tramite la PCR o la

RT-PCR (ad esempio l'HIV, l'HBV, l'HPV, ecc...). Inoltre rileva i mutanti virali presenti nel genoma, responsabili della resistenza ai farmaci antivirali (ad esempio farmaci anti-HIV).

4.8 Titolazione virale

Nei laboratori viene effettuata la titolazione virale, cioè il conteggio delle particelle virali del virus di interesse presenti su un campione biologico. I principali motivi per cui viene fatto il conteggio sono la preparazione di vaccini, le diagnosi e la ricerca microbiologica. In base al tipo di virus in esame vengono impiegate tecniche qualitative o quantitative. Le tecniche quantitative valutano la reale presenza del virus e la quantità di particelle virali presenti nel campione biologico in esame. Le tecniche qualitative sono utilizzate per valutare la presenza degli effetti del virus su un substrato cellulare.

4.8.1 Metodi tradizionali

I metodi tradizionali vengono utilizzati per la titolazione fisica, biologica e sierologica.
La titolazione fisica permette di eseguire un'indagine quantitativa, valutando la presenza o l'assenza del virus in uno specifico campione ed effettuandone, in caso di presenza,

l'identificazione.

La titolazione sierologica permette un'indagine qualitativa. Attraverso l'osservazione del campione (siero) è possibile rilevare eventuali reazioni di anticorpi agli antigeni virali d'interesse o una sedimentazione di globuli rossi (quando il virus presenta sulla membrana emoagglutinine). Queste rilevazioni indicano la presenza del virus nel siero.

La titolazione biologica permette un'indagine sia qualitativa che quantitativa, valutando gli effetti biologici innescati dal virus all'interno del campione preso in esame.

I metodi che rientrano all'interno delle tecniche tradizionali sono:

1. La miscoscopia;

2. Il saggio delle placche;

3. Il saggio di messa a fuoco;

4. Il saggio della diluizione limite;

5. I saggi proteici (emoagglutinazione, con anticorpi antivirali specifici, dell'acido bicinconinico, di immunodiffusione radiale singola).

La miscroscopia

L'osservazione di un virus attraverso la microscopia avviene tramite strumenti che consentono in qualche modo di "vederlo" (nel vero senso della parola o tramite rivelazioni indirette) nonostante le sue ridotte dimensioni. i due strumenti principali sono il microscopio elettronico (ME) e il microscopio a fluorescenza. Il microscopio elettronico, a differenza del microscopio ottico (MO) che ha un potere d'ingrandimento limitato dalle lunghezze d'onda della porzione di spettro elettromagnetico del visibile, sfrutta l'emissione di un fascio di elettroni di una certa energia, tramite un cannoncino elettronico. L'energia di un elettrone è legata al suo impulso relativistico e alla sua lunghezza d'onda di De Broglie e a energie maggiori corrispondono lunghezze d'onda minori, con conseguente aumento del potere risolutivo. Il fascio viene convogliato da apposite lenti magnetiche, fino a interagire con il campione. Lo studio dell'interazione elettroni-campione permette di sondare la materia con risoluzioni nettamente superiori a quelle raggiungibili con il MO. Per ottenere buoni risultati occorre che il microscopio lavori sotto vuoto per evitare che le molecole di aria diffondano gli elettroni falsando la misura. Infine un sistema elettronico genera le immagini che sono visibili su schermo apposito. Il microscopio a fluorescenza invia onde elettromagnetiche con specifiche lunghezze d'onda (tipicamente nella regione bassa del visibile o dell'ultravioletto) che vengono selezionate da un filtro e riflesse da uno specchio dicroico prima di essere convogliate su opportune molecole che le assorbono, diventando fluorescenti e svolgendo la funzione di marcatori per il campione. Le radiazioni elettromagnetiche emesse a loro volta da queste molecole attraversano lo specchio dicroico, passano un filtro di sbarramento e vengono raccolte da un obiettivo, per essere infine valutate dall'esaminatore.

Il saggio delle placche

Il saggio delle placche viene utilizzato per i virus che agiscono creando delle placche di lisi, ovvero che lisano la cellula ospite e le cellule che la circondano, all'interno di un'opportuna coltura. Questa metodica presenta due difficoltà concernenti la titolazione virale. La prima è connessa all'elevato numero di particelle virali presenti nell'inoculo, che comporta un aumento del rischio d'infezione delle cellule colturali da parte di più di una particella virale, rendendo difficile il conteggio. La seconda è collegata all'impossibilità di risalire al numero di particelle virali originali a causa della diffusione di nuove infezioni anche a distanza dalla localizzazione dell'infezione primaria nella coltura cellulare. Per sopperire a tali inconvenienti si diluisce la soluzione virale originale così da avere un numero di particelle virali inferiore al numero delle cellule colturali. Si aggiunge inoltre una sostanza gelatinosa all'interno della coltura capace di impedire alle nuove particelle virali una diffusione a distanza rispetto alla sede originaria dell'infezione primaria. Questo comporta una sola placca di lisi per ogni particella virale. La diluizione della soluzione virale originale avviene attraverso un incremento graduale, tenendo in considerazione che sia un'elevata concentrazione di particelle virali sia un'eccessiva diluizione possono impedire la corretta titolazione.

Il saggio di messa a fuoco

Il saggio di messa a fuoco (FFA, dall'inglese Focus Forming Assay), è una variante del saggio delle placche e viene utilizzato per i virus che non agiscono formando delle placche di lisi nelle cellule ospite, ma che creano i cosiddetti "focolai" di cellule infette. Il FFA utilizza le tecniche di immunoistochimica, che permettono la rilevazione delle cellule ospiti infette o delle particelle virali libere prima che si formino i "focolai" nella coltura cellulare o batterica, attraverso la marcatura degli anticorpi specifici per l'antigene del virus, con una sostanza fluorescente. E' possibile dividere in due parti la procedura dell'FFA. La prima parte consiste nella stessa procedura del saggio delle placche, condividendone le stesse problematiche e le stesse strategie di risoluzione. La seconda parte prevede invece l'utilizzo di anticorpi specifici, adeguatamente marcati con una sostanza fluorescente per un determinato antigene virale e analizzati (conteggio e quantificazione dei "focolai" di cellule infette) attraverso il microscopio a fluorescenza.

Il saggio della diluizione limite

Il saggio della diluizione limite permette di ottenere la titolazione virale grazie a una serie di diluizioni effettuate su un tampone biologico prelevato da un soggetto infetto. Il saggio prevede l'allestimento su piastra di alcuni pozzetti in cui viene inserita una concentrazione nota del virus, ottenuta procedendo con diluizioni esponenziali, assieme a un opportuno terreno. Successivamente si procede all'inserimento delle cellule, all'interno dei pozzetti, come metodo di osservazione degli effetti citopatici. Il titolo virale è il più piccolo numero di particelle virali in grado di infettare il 50% delle unità inoculate.

I saggi proteici

I saggi proteici si dividono in:

- Saggio di emoagglutinazione;

- Saggio con anticorpi antivirali specifici;

- Saggio dell'acido bicinconinico;

- Saggio di immunodiffusione radiale singola.

Il saggio di emoagglutinazione viene impiegato per i virus con mantello (membrana più esterna che circonda il capside), grazie alla presenza delle glicoproteine di superficie che svolgono la funzione di recettori virali. In questo caso si tratta delle emoagglutinine, capaci di legarsi fortemente con i residui dell'acido sialico presente sulla membrana cellulare, con conseguente infezione e emoagglutinazione di quest'ultime. Il saggio prevede l'inoculazione in una coltura cellulare di virus emoagglutinante il quale, una volta all'interno della cellula, inizia la sua replicazione, presentando contestualmente sulla membrana della cellula ospite i suoi recettori (le emoagglutinine). Si prosegue con l'aggiunta di globuli rossi (appartenenti a un'appropriata specie animale) alle colture dove il virus si sta replicando. Questi si legano alle cellule infette, infatti i recettori virali esposti sulla membrana cellulare reagiscono selettivamente con l'acido sialico presente nei globuli rossi emoagglutinandoli. La proprietà delle cellule infettate dal virus di legarsi ai globuli rossi è nota come emoadsorbimento. Tale processo viene confermato attraverso il test di inibizione dell'emoagglutinazione o dell'emoadsorbimento oppure tramite l'immunofluorescenza. Il test di inibizione dell'emoagglutinazione utilizza anticorpi che sono in grado di legarsi in modo specifico con l'antigene (emoagglutinine) virale, impedendo che quest'ultimo si leghi a sua volta alla membrana dei globuli rossi.

Il saggio con anticorpi virali specifici viene principalmente utilizzato nel test di immunofluorescenza e di inibizione dell'emoagglutinazione. Il saggio permette di riconoscere la presenza del virus e quantificare il numero di particelle virali presenti nel campione, utilizzando anticorpi altamente specifici nei confronti degli antigeni virali.

Il saggio dell'acido bicinconinico (BCA), detto anche dosaggio Smith, viene utilizzato per quantificare le proteine in una soluzione attraverso una misurazione colorimetrica, in cui si ha un cambiamento di colore in base alla concentrazione di proteine, andando dal verde al viola. L'intensità del colore dipende dalla quantità di proteine presente nella soluzione, determinata attraverso il confronto degli spettri di assorbimento con quelli delle soluzioni proteiche a concentrazione nota.

Il saggio di immunodiffusione radiale singola (SRID) è un test usato per la quantificazione dell'antigene virale specifico. L'antigene virale, attraverso la tecnica dell'immunodiffusione, si diffonde su un terreno di coltura semisolido ottenuto grazie all'utilizzo di agar gelatinoso. All'interno di una piastra petri, preparata con un terreno di coltura semisolido, vengono inoculati anticorpi specifici per l'antigene d'interesse, presente al centro di opportuni pozzetti.

Si ha dunque la creazione di anelli di precipitato che si diffondono nell'agar fino al raggiungimento della zona di equivalenza, dove vi è massima concentrazione di precipitato del complesso antigene-anticorpo. Il diametro dell'anello è proporzionale alla concentrazione dell'antigene ed è possibile risalire alla concentrazioni ignota dell'antigene virale specifico confrontando il diametro osservato con i diametri proteici noti.

4.8.2 Metodi moderni

I metodi moderni sono decisamente molto più sensibili, specifici e veloci rispetto alle tecniche tradizionali nella rilevazione dei virus e la loro titolazione. Tra quelli più noti si hanno:

1. La rilevazione di impulsi resistivi sintonizzabili;

2. La citometria a flusso;

3. La reazione a catena quantitativa della polimerasi (già trattato in precedenza);

4. Il test ELISA (già trattato in precedenza).

Esponiamo brevemente i due metodi moderni che non sono già stati oggetto di discussione, cioè la rilevazione di impulsi resistivi sintonizzabili e la citometria a flusso.

La rilevazione di impulsi resistivi sintonizzabili

La rilevazione di impulsi resistivi sintonizzabili (TRPS, dall'inglese Tunable Resistive Pulse Sensing) è una tecnica di misurazione ad alta velocità e risoluzione, in grado di rilevare simultaneamente le dimensioni delle particelle virali e la loro concentrazione in soluzione, ovvero il numero di particelle virali per millilitro di soluzione. Le due grandezze accennate, cioè dimensioni e concentrazione, possono essere misurate quando le particelle virali attraversano un opportuno nanoporo, regolabile per incrementare l'accuratezza delle misure, producendo una variazione del flusso di corrente ionica.

La citometria a flusso

La citometria a flusso è una tecnica di laboratorio utilizzata per la quantificazione delle particelle virali all'interno di un campione in sospensione. Il citometro utilizza il flusso laminare di liquido per organizzare le particelle in modo ordinato, costante e continuo. Per quanto riguarda le particelle virali viene sfruttato il fenomeno della fluorescenza per rilevare gli acidi nucleici e le proteine colocalizzate nel campione. Il campione viene colorato con due coloranti specifici, rispettivamente per le proteine e per gli acidi nucleici. Le proteine e gli acidi nucleici vengono coniugati con fluorocromi, cioè con molecole che esibiscono fluorescenza dopo aver assorbito fotoni di una certa lunghezza d'onda. Il flusso laminare di particelle virali arriva alla camera di conta dove, grazie all'utilizzo opportuno di un fascio laser, si può calcolare la concentrazione delle particelle virali.

5 I vaccini

5.1 Definizione

I vaccini sono preparazioni farmaceutiche che vengono somministrate in persone in buona salute per provocare una risposta immunitaria dell'organismo ospite e indurre un'immunità protettiva. Il meccanismo prevede la formazione di cellule B della memoria a causa dell'interazione dei linfociti B del sistema immunitario con gli antigeni dovuti alla presenza di agenti patogeni nel vaccino, in versione attenuata, opportunamente trattati e somministrati. Questa pratica viene chiamata vaccinazione e si usa per sviluppare nel sistema immunitario le difese contro uno specifico agente patogeno, prima che si entri in contatto con esso. I vaccini sono un importante strumento di prevenzione per la salute sia del singolo che dell'intera collettività. La loro applicazione è utile per l'eradicazione di alcune patologie mortali del passato, come ad esempio la difterite o la poliomielite e per la riduzione dell'incidenza di altre patologie contemporanee, come ad esempio la rosolia o la pertosse.

5.2 Requisiti di sicurezza ed efficacia

Un vaccino per poter essere usato su larga scala nella popolazione deve essere approvato e deve quindi soddisfare i seguenti requisiti richiesti dal Ministero della Salute:

- immunogenicità: deve indurre la produzione di elevati livelli anticorpali, ovvero deve provocare una valida risposta immunitaria nei confronti degli antigeni in esso contenuti, da parte del sistema immunitario del soggetto in cui viene iniettato;

- efficacia: gli anticorpi indotti devono proteggere il soggetto dalla malattia per cui è stato sviluppato il vaccino e tale protezione deve essere duratura nel tempo;

- sicurezza: alla sua somministrazione deve seguire una quantità minima di effetti collaterali, che devono essere sempre commisurati alla gravità della malattia.

Riportiamo in figura 5.2.1 il calendario del Piano Nazionale di Prevenzione Vaccinale 2017-2019.

5.3 Tipologie di vaccino

I vaccini possono essere classificati in base alla loro componente attiva in questo modo:

Mese/giorni/anni dalla nascita	Acronimo	Significato dell'acronimo del vaccino
3 mese, 5 mese, 11 mese, 5/6 anni	DTPa	difterite, tetano, pertosse
12-18 anni	DTpaIPV	difterite, tetano, pertosse, polio inattivato
>19 anni (ogni 10 anni)	dTPa	difterite, tetano, pertosse (formulazione per adulti)
0-30 giorni	EpB*	epatite B in figli di madre con HBsAg positivo, 1 dose assieme Ig, 2 dose a 4 settimane, 3 dose a 61 giorni, dopo 61 giorni combinato con l'esavalente
3 mese, 5 mese, 11 mese	EpB	epatite B
3 mese, 5 mese, 11 mese, 6 anni	IPV	antipolio inattivato
3 mese, 5 mese, 11 mese	Hib	Influenza da Haemophilus influenzae tipo b
3 mese, 5 mese, 11 mese	PCV	Vaccino pneumococcico
>64 anni	PCV+PPSV	Vaccino pneumococcico polisaccaridico assieme a pneumococcico coniugato
13 mese, 15 mese, 6 anni	MPRV	morbillo, parotite, rosolia, varicella (il vaccino per la varicella può essere somministrato anche da solo)
13 mese-15 mese	Men C	meningococco C (dose singola)
12-14 anni	Men ACWY coniugato	meningococco ACWY coniugato nei bambini mai vaccinati o immunizzati con menC o men ACWY
3-5 mese (2), 6 mese, 13 mese (somministrazioni in seduta separata)	Men B	meningococco B (i territori predispongono schede sulla sequenza di vaccinazione raccomandata)
12-49 anni	HPV	papillomavirus (2-3 dosi, in funzione dell'età e del vaccino)
ogni anno	Influenza	Vaccino per l'influenza da effettuare una volta all'anno
>64 anni	HZ	herpes zoster (1 dose)
3-7 mese	Rotavirus	Vaccino 2-3 dosi (in funzione del vaccino)

Figura 5.2.1: Calendario del Piano Nazionale di Prevenzione Vaccinale 2017-2019.

- vaccini inattivati: preparati con microrganismi uccisi attraverso l'esposizione al calore o a specifiche sostanze. Alcuni esempi sono il vaccino per l'HAV, per il virus della rabbia o per l'influenza;

- vaccini vivi attenuati: preparati con microrganismi a virulenza attenuata, sono cioè resi non patogeni. Alcuni esempi sono il vaccino per il morbillo, per la parotite, per la rosolia o per la varicella;

- vaccini ad antigeni purificati: preparati con l'uso di tecniche di purificazione delle componenti batteriche o virali. Alcuni esempi sono il vaccino per il meningococco o per lo pneumococco;

- vaccini a DNA ricombinante: preparati con porzioni di DNA che codificano per un determinato antigene di un microrganismo patogeno, attraverso tecniche di ingegneria genetica. Un esempio è il vaccino contro l'HBV;

- vaccini ad anatossine/tossoidi: preparati con le proteine (tossine) rilasciate dal microrganismo, come ad esempio l'antitetanica o l'antidifterica, e trattati con una sostanza formaldeide per essere privati soltanto dell'effetto tossico, ma non di quello immunogeno;

- vaccini a peptidi sintetici: i peptidi (piccole parti di proteine) vengono sintetizzati attraverso processi chimici che copiano minute porzioni di proteine presenti nel virus patogeno. In particolare questo è possibile se si riesce a identificare nella struttura completa della proteina gli epitopi o specifici antigenici d'interesse immunologico.

Ai vaccini può essere aggiunto l'adiuvante immunologico per stimolare la risposta anticorpale. I composti utilizzati come adiuvanti sono numerosi, come ad esempio sali di alluminio, emulsioni di olio-acqua (squalene), endotossine (Monofosforil-lipide A), liposomi (virosomi) o AS04 (MPL + idrossido di alluminio), quest'ultimo impiegato nel vaccino Cervarix contro l'HPV.

5.4 Modalità di somministrazione

I vaccini possono essere somministrati attraverso differenti vie, in base al loro tipo. Le più frequenti sono:

- sottocute (SC);

- intramuscolo (IM);

- per bocca (OS);

- intradermica (ID);

- inalatoria.

5.5 Vaccinazione primaria

Nella vaccinazione primaria l'organismo entra in contatto per la prima volta con l'antigene estraneo (prima stimolazione antigenica) da cui vogliamo essere immunizzati. Tale incontro stimola la produzione di anticorpi specifici per quel determinato antigene. Il sistema immunitario, a seguito della stimolazione da parte dell'antigene estraneo, genera tre risposte: Prima risposta: periodo di latenza con proliferazione e differenziazione dei linfociti B in plasmacellule secernenti anticorpi specifici per l'antigene d'interesse; Seconda risposta: incremento, con andamento logaritmico, delle IgM, che indicano un processo infettivo in corso, a distanza di un mese dalla prima risposta; Terza risposta: avviene a distanza di circa 6 mesi o 1 anno dalla prima risposta e si caratterizza con un declino delle IgM e un incremento, sempre con andamento logaritmico, delle IgG. Quest'ultime, a differenza delle IgM che scompaiono abbastanza velocemente, permangono per un lungo periodo di tempo e in alcuni casi permettono l'instaurazione di un'immunità di tipo permanente (si stabilisce la cosiddetta memoria immunologica).

5.6 Vaccinazione secondaria

Si definisce vaccinazione secondaria la seconda stimolazione del sistema immunitario da parte dello stesso antigene utilizzato per la vaccinazione primaria. La risposta secondaria (che avviene nella vaccinazione secondaria), a differenza della risposta primaria (avvenuta nella vaccinazione primaria), è quasi immediata e più intensa. Questo accade perché durante la vaccinazione primaria si ha la produzione di IgG e l'instaurazione della cosiddetta memoria immunologica, inoltre, rispetto alla vaccinazione primaria, è caratterizza dalla prevalenza delle IgG rispetto alle IgM.

6 La sieroprofilassi e la sieroterapia

6.1 Immunità passiva

La sieroprofilassi e la sieroterapia determinano un'immunità di tipo passivo, attraverso la somministrazione di anticorpi che derivano dal siero di specie eterologhe (specie diverse, come il cavallo o il bue) o omologhe (stessa specie). Queste procedure vengono usate per ottenere una protezione immediata e di breve durata, in genere di alcune settimane, nei confronti di un determinato agente patogeno. Mentre nell'immunizzazione attiva, dovuta ai vaccini, viene somministrata una piccola porzione di antigene per stimolare la produzione di anticorpi specifici da parte dell'organismo, nell'immunità passiva quest'ultimo sfrutta solamente le proprietà immunologiche degli anticorpi che gli vengono somministrati, senza sintetizzarne di propri. Il paziente sottoposto a sieroprofilassi o sieroterapia è esposto a un rischio più elevato di contrarre reazioni avverse a seguito della somministrazione.

6.2 Classificazioni

I sieri possono essere classificati, in base alla loro azione, in antitossici e antivirali, mentre, in base all'origine degli anticorpi, si ha la distinzione in naturali e artificiali. Si definisce immunità passiva di origine naturale quella che avviene dalla madre al neonato durante i primi sei mesi di vita, mentre l'immunità passiva di origine artificiale si distingue a sua volta in omologa e eterologa. Il siero omologo (immunità passiva omologa) è composto da anticorpi specifici (immunoglobuline), prelevati da soggetti della stessa specie che vengono stimolati dal patogeno o da un suo prodotto (tossine). Il siero eterologo viene prodotto da soggetti di specie diversa (animali), sottoposti a ripetute stimolazioni antigeniche (siero-immuni). Le immunoglobuline umane si distinguono in normali o standard e specifiche o iper-immuni. Le prime provengono da donatori sani non selezionati e contengono una notevole varietà di anticorpi antibatterici, antitossici e antivirali. Quelle specifiche o iper-immuni provengono da donatori che in passato sono entrati in contatto con la malattia del ricevente e si sono quindi sensibilizzati, possedendo un alto titolo di anticorpi specifici contro il patogeno d'interesse.

6.3 Indicazioni alla somministrazione

Le indicazioni alla somministrazione sono principalmente due:

- a scopo preventivo (sieroprofilassi): previene la comparsa di una malattia infettiva e quindi anche l'eventuale contagio associato;

- a scopo terapeutico (sieroterapia): guarisce la persona affetta dalla malattia.

6.4 Modalità di somministrazione

Sono possibili 3 diverse vie per la somministrazione della sieroprofilassi e sieroterapia:

- intramuscolo: è la via più utilizzata e l'unica via possibile per la somministrazione delle immunoglobuline omologhe;

- endovenosa: è la via utilizzata nei casi più gravi che richiedono una difesa anticorpale elevata e immediata;

- sottocute: è la via utilizzata nei soggetti già immunizzati che richiedono un assorbimento più lento delle immunoglobuline.

6.5 Reazioni avverse

Le reazioni avverse, cioè gli effetti nocivi non voluti causati dalla somministrazione della sieroprofilassi/sieroterapia, si contraddistinguono in base all'origine delle immunoglobuline. Se queste sono eterologhe si possono avere reazioni immediate, che si presentano entro pochi minuti o al massimo entro due ore dalla somministrazione, come ad esempio lo shock anafilattico, oppure reazioni più tardive, come la malattia da siero e le reazioni locali di natura allergica (il sito di inoculo si presenta indurito e dolente). Se le immunoglobuline sono omologhe si può manifestare dolore locale nel sito dell'inoculo o, se la somministrazione è stata effettuata per via endovenosa, possono presentarsi alterazioni della frequenza cardiaca (tachicardia) e sensazione di oppressione toracica.

La malattia da siero, oltre alla reazione locale nel sito dell'inoculo, è caratterizzata principalmente da vasculiti, febbre, eruzione cutanea (orticaria), edema facciale, albuminuria, linfadenopatia regionale, dolori articolari (artralgia).

Lo shock anafilattico può essere letale se non viene adeguatamente trattato e si manifesta di solito con prurito generalizzato, eritema diffuso, difficoltà respiratorie (dispnea) causate dalla sensazione di "nodo alla gola" e dal gonfiore di gola o lingua, dolore addominale crampiforme, diarrea, nausea o vomito, sudorazione, compromissione delle percezioni sensoriali (perdita di coscienza, vertigini, confusione, stordimento, ecc...), sensazione di calore e collasso cardiocircolatorio (abbassamento della pressione sanguigna e aumento della frequenza cardiaca).

6.6 Prevenzione

Per prevenzione si intende l'insieme dei comportamenti messi in atto per ridurre il più possibile l'insorgenza di effetti avversi associati a un determinato trattamento. In questo caso si deve privilegiare l'immunizzazione attiva tramite i vaccini piuttosto che l'immunizzazione passiva con la sieroprofilassi. Nel caso in cui tale preferenza non sia possibile, si devono preferire sieri omologhi. Infine, se non è possibile somministrare nemmeno sieri omologhi e si deve "ripiegare" su quelli eterologhi, è necessario, prima di una loro inoculazione, effettuare un'anamnesi accurata e un test cutaneo per verificare la sensibilizzazione del paziente.

6.7 Esempi di trattamento

Esempi di malattie trattate con sieroterapia sono:

- Diterite;
- Rabbia;
- Tetano;
- Morso di vipera;
- Puntura di scorpione;
- Botulismo;
- HBV;
- HAV;
- Morbillo;
- Gangrena gassosa;
- Virus varicella-zoster.

7 Le infezioni virali

7.1 Virus del raffreddore comune

7.1.1 La descrizione del virus

Il Rhinovirus, è un virus a RNA senza mantello (è un virus "nudo", ovvero è privo del pericapside), della dimensione di 20-30 nm, appartenente alla famiglia picornaviridae, labile a pH acido (viene inattivato a bassi valori di pH) e che necessita di temperature (33°C) più basse rispetto a quella corporea per riprodursi. All'interno delle mucose nasali la temperatura è proprio di 33°C.

Il Rhinovirus è il virus responsabile del raffreddore comune e in gergo medico viene chiamato rinite. Ne esistono al mondo più di 100 sierotipi (ognuno con le sue specifiche proprietà antigeniche) e la maggior parte di essi usa come recettori le proteine ICAM-1, presenti sulla superficie delle cellule nasali. Attraverso le ICAM-1 il virus viene "intrappolato" nel primo tratto delle vie aeree superiori (naso e setti paranasali), dove si localizza e moltiplica.

Il raffreddore comune è un'infezione virale acuta che interessa la mucosa delle cavità nasali, caratterizzata da un decorso clinico autolimitante, apiressia e sintomi a carico delle vie aeree superiori (rinorrea, tosse lieve e faringodinia). Solitamente si risolve nell'arco di 7-10 giorni dalla sua insorgenza.

7.1.2 La rinite virale acuta, cronica e allergica

La rinite può essere classificata in base alla durata dei sintomi e alla modalità d'esordio in:

- rinite acuta: è spesso di origine virale, ha un'insorgenza repentina e una breve durata. Le riniti acute più note sono la rinosinusite (raffreddore comune), la rinite batterica e la rinite allergica stagionale. Il contagio avviene per contatto interumano (tra soggetto sano e soggetto malato) per mezzo dell'aerosol prodotto con starnuti e colpi di tosse. Il momento di massima contagiosità è il primo giorno della contrazione del virus;

- rinite cronica: è generalmente secondaria ad altre patologie di cui sono affette le cavità nasali, come le sinusiti, le deviazioni del setto nasale o l'ingrossamento delle adenoidi (polipi nasali).

La rinite allergica è una reazione scatenata dall'esposizione a sostanze con cui il soggetto è allergico (allergeni), quali pollini, alimenti (uova, latticini, ecc...), esposizione a peli di animale (pelo di gatto), acari della polvere, spore di funghi, o altre sostanze presenti nell'ambiente di lavoro o domestico. Questa manifestazione allergica si presenta inizialmente con una serie di episodi acuti che con il tempo tendono a divenire una condizione cronica.

7.1.3 Dalla rinite virale alla rinite batterica

Durante la rinite virale, l'alterazione del microambiente nasale può determinare un abbassamento del pH che, associato a un rallentamento della clearance mucociliare (causato da un eccesso di muco), genera un'infezione di tipo batterico. L'infezione batterica è sospettabile quando la sintomatologia del raffreddore perdura per più di due settimane, è presente sinusite purulenta o otite media, aumento della temperatura corporea e delle dimensioni ghiandolari, le secrezioni nasali sono viscose e giallastre, l'espettorato è purulento e sono presenti sintomi significativi di interessamento delle basse vie aeree.

7.1.4 I virus che possono causare la rinite

Elenchiamo i principali virus che possono causare la rinite:

- Coronavirus (si possono associare all'insorgenza di epidemie);

- Adenovirus;

- Rhinovirus;

- Virus dell'influenza;

- Virus parainfluenzali umani;

- Virus respiratorio sinciziale (in inglese Respiratory Syncytial Virus, RSV);

- Echovirus (in inglese Enteric Cytopathic Human Orphan, ECHO);

- Metapneumovirus;

- Enterovirus;

- Virus Coxsackie;

- Virus del morbillo.

7.1.5 L'epidemiologia

I Rhinovirus causano la metà delle infezioni del tratto respiratorio superiore, entrano nell'organismo attraverso la bocca e il naso e si diffondono tra le persone con starnuti, colpi di tosse, condivisione di oggetti contaminati (asciugamani infetti, ecc...) e tramite contatti fisici interpersonali (ad esempio una semplice stretta di mano). I periodi di massima diffusione sono l'autunno e la primavera.

7.1.6 La sintomatologia

I sintomi più frequenti del raffreddore compaiono dopo 1-2 giorni di incubazione e sono:

- malessere generale;

- faringodinia (mal di gola) e sensazione di "raschiamento alla gola";

- starnuti;

- rinorrea o "naso che cola" (ipersecrezione di muco acquoso);

- tosse lieve (può perdurare anche per due settimane);

- ostruzione delle vie aeree nasali causate dall'infiammazione della mucosa;

- incapacità di percepire gli odori (anosmia);

- cefalea (causata dall'interessamento dei seni paranasali e dal muco ivi stagnante);

- febbre assente o bassa.

7.1.7 La patogenesi

Durante il picco di malattia le concentrazioni di virioni nelle secrezioni nasali sono di circa 500-1000 particelle per ml.

Il virus si replica nella mucosa nasale e le cellule infettate rilasciano i mediatori dell'infiammazione (istamina, bradichinina, interleuchine, prostaglandine, ecc...). L'istamina causa la dilatazione dei capillari nasali, permettendo ai liquidi di fluire fuori dai vasi e determinando un aumento delle secrezioni di muco (l'ipersecrezione di muco è responsabile della rinorrea). L'immunità è tipo specifica e ha una durata di qualche anno.

7.1.8 La diagnosi

La diagnosi è clinica, cioè viene effettuata attraverso l'esame diretto del paziente da parte del medico. Durante la diagnosi clinica è importante effettuare la diagnosi differenziale, in cui si escludono tutte le patologie che non rientrano nella sintomatologia riscontrata durante gli esami, per riuscire a determinare la reale patologia di cui è affetto il paziente.

7.1.9 La prevenzione

Esistono delle semplici pratiche utili per prevenire l'insorgenza del Rhinovirus, tra cui:

- il lavaggio frequente delle mani;

- una buona igiene nasale;

- starnutire all'interno di fazzoletti di carta monouso e successivamente lavarsi le mani;
- disinfettare gli oggetti di uso personale e evitare di condividerli con gli altri membri della famiglia;
- mantenere le distanze da chi è contagiato.

Non è prevista nessuna vaccinazione come profilassiterapia.

7.1.10 La terapia

Il Rhinovirus necessita di un trattamento di tipo sintomatico, vengono cioè utilizzati farmaci per ridurre la sintomatologia. Per il trattamento della febbre e del mal di gola si assumono farmaci antipiretici e analgesici, per la cefalea si utilizza il paracetamolo, per la tosse uno sciroppo e decongestionanti nasali vasocostrittori topici (si devono assumere per pochi giorni, per evitare il fenomeno della congestione da rimbalzo). Per il trattamento della rinorrea si utilizzano antistaminici di prima generazione (possono causare un'alterazione dello stato di coscienza, ovvero sedazione) o ipratropio bromuro intranasale. Il Rhinovirus non deve essere trattato con antibiotici.

7.2 Virus dell'influenza

7.2.1 La descrizione del virus

L'influenza è un'infezione respiratoria virale causata dal virus Influenzavirus ed è caratterizzata dalla presenza di sintomi tipici quali malessere generale, febbre, tosse, rinite e cefalea.

Il virus dell'influenza o Influenzavirus fa parte della famiglia Orthomyxoviridae, è un virus con replicazione nucleare e genoma a RNA con polarità negativa e a unico filamento segmentato (8 segmenti nell'influenza di Tipo A e B, 7 segmenti nell'influenza di Tipo C), con dimensione globale di circa 80-120 nm, un diametro del core di 9 nm e presenta l'envelope (mantello).

7.2.2 La struttura del genoma

La polarità negativa dell'RNA del virus dell'influenza determina l'impossibilità di una trascrizione immediata (cosa che avviene invece nell'RNA a polarità positiva) e la necessità di una RNA polimerasi RNA-dipendente per la trascrizione del proprio genoma.

La segmentazione del singolo filamento di RNA nel virus dell'influenza permette lo scambio dei frammenti tra i sottotipi virali quando avviene una co-infezione (infezione da parte di più agenti patogeni) all'interno dello stesso organismo. Ogni segmento presente nel filamento permette la codifica di una determinata proteina (eccetto i segmenti 7 e 8 che codificano rispettivamente le due proteine M1-M2 e NS1-NS2).

I prodotti dei segmenti genici sono formati da:

- Segmento 1: PB2, codifica per un frammento di RNA polimerasi;

- Segmento 2: PB1, codifica per un frammento di RNA polimerasi;

- Segmento 3: PA, codifica per un frammento di RNA polimerasi;

- Segmento 4: HA, codifica per l'emoagglutinina. Quest'ultima svolge la funzione di proteina di attacco (VAP, dall'inglese Viral Attachment Protein) e di fusione del virus, svolgendo il ruolo di bersaglio principale degli anticorpi neutralizzanti;

- Segmento 5: NP, codifica per il nucleocapside;

- Segmento 6: NA, codifica per la neuraminidasi (molecola in grado di tagliare l'acido sialico e promuovere il rilascio del virus dalla cellula ospite);

- Segmento 7: M1, codifica per la proteina strutturale della matrice (riveste il foglietto interno dell'envelope interagendo con quest'ultimo e con il nucleocapside, promuovendo inoltre l'assemblaggio del virus); M2, codifica per la proteina della membrana (forma canali protonici sulla membrana, rilasciando il materiale genetico virale all'interno della cellula ospite e svolge il ruolo di bersaglio del farmaco antivirale amantadina) e favorisce il denudamento e la produzione della proteina HA;

- Segmento 8: NS1 e NS2 sono proteine non strutturali (inibiscono la traduzione dell'mRNA cellulare e favoriscono l'esportazione nucleo-citoplasmatica dell'RNA genomico evitando lo splicing effettuato dagli spliceosomi nucleari).

Le proteine M1,M2 e NP definiscono il Tipo dell'Influenzavirus (A, B o C) con cui si ha a che fare.

7.2.3 Gli antigeni influenzali

La superficie del virus è rivestita da due glicoproteine: l'emoagglutinina e la neuraminidasi.

L'emoagglutinina (HA) è una glicoproteina della superficie virale a forma trimerica bastoncellare, con funzioni d'attacco (VAP) e legame alle molecole dell'acido sialico (recettore) presenti sulla superficie delle cellule dell'ospite. Questa proteina, oltre alle funzioni principali descritte sopra, promuove la fusione tra il mantello e la membrana cellulare dell'ospite, permette l'agglutinazione delle emazie e la produzione di anticorpi specifici. Se sono presenti mutazioni, si può avere una variabilità antigenica maggiore o minore (sottotipi antigenici: H1, H2,..., H16).

La neuraminidasi (NA) è una glicoproteina (tetramero) della superficie virale ad attività enzimatica. La sua funzione principale è quella di liberare il virus dalle cellule infette (dopo che il virus si è replicato al suo interno) attraverso la scissione dei residui di acido sialico presenti sulla superficie della membrana cellulare infetta, permettendone la diffusione. Nell'ambito della terapia con antivirali, la NA è il bersaglio preferenziale dell'Oseltamivir (Tamiflu) e dello Zanamivir (Relenza). La presenza di mutazioni, come avviene anche per l'HA, causa la variabilità antigenica (sottotipi antigenici: N1, N2,..., N9).

7.2.4 La variabilità antigenica

Il virus influenzale possiede una certa variabilità antigenica (capacità di mutare la specificità antigenica delle sue glicoproteine di superficie, HA e NA), legata alla difficoltà nel prevenire l'evento influenzale. A seconda dei tipi di cambiamenti avvenuti negli antigeni HA e NA si formano delle varianti del ceppo virale o nuovi ceppi virali. La variante di un ceppo virale già esistente è associata al fenomeno della deriva antigenica (antigenic drift), mentre la creazione di un nuovo ceppo virale è associato allo spostamento antigenico (antigenic shift).

Gli eventi morbosi associati alla variabilità antigenica drift sono le epidemie. In questo caso un ceppo riesce a ottenere una maggiore virulenza, diventando dominante rispetto agli altri e determinando il cosiddetto fenomeno delle epidemie stagionali. I casi della variabilità antigenica shift sono legati a delle vere e proprie pandemie. Le mutazioni puntiformi nei segmenti genomici codificanti gli antigeni HA e NA presenti nella deriva antigenica determinano il fenomeno delle varianti epidemiche. Il riassortimento delle subunità virali tra ceppi umani e animali presenti nello spostamento antigenico determina la creazione di nuovi sottotipi di HA e NA sulla superficie virale. Ciò si traduce nella generazione di un nuovo ceppo virale con antigeni del tutto nuovi che non vengono riconosciuti dal sistema immunitario delle persone, propagandosi in modo incontrollato su scala mondiale (da cui il termine pandemia).

7.2.5 L'epidemiologia

Il virus dell'influenza si trasmette principalmente con l'emissione di starnuti o colpi di tosse. Questi hanno un'elevata virulenza, infatti una singola gocciolina emessa può contenere da 100000 a 1000000 di virioni. Le goccioline emesse possono colpire direttamente un'altra persona che si trova in prossimità, che le inala, o possono depositarsi sulle superfici con il rischio di essere toccate da qualcuno che si infetta. Ad esempio una persona potrebbe toccare una superficie infetta e portare involontariamente le mani alla bocca, infettando l'orofaringe e, di conseguenza, il tratto respiratorio. L'infezione può essere anche veicolata dalle mani di un soggetto infetto che tocca le superfici contaminandole. La contagiosità inizia di solito un giorno prima della comparsa dei sintomi, aumenta tra il secondo e il terzo giorno e termina dopo circa una settimana (il periodo di contagiosità risulta dilatato nei pazienti immunocompromessi e nei bambini).

L'Influenzavirus crea delle epidemie annuali che si diffondono principalmente nei periodi di autunno e inverno (epidemie stagionali), con un picco nella stagione invernale. Ogni anno il virus è in grado di provocare 500000 morti e il 10% dei casi è dovuto a complicanze in gruppi di popolazioni a rischio (anziani con malattie croniche e bambini sotto i 5 anni).

7.2.6 La patogenesi

Il contagio avviene attraverso l'emissione di aerosol contenente virioni che infettano le cellule del tratto respiratorio superiore attraverso l'azione dell'enzima virale emoagglutinina. Successivamente avviene la diffusione del virus, grazie alla neuraminidasi che facilita il rilascio del virus dalle cellule infettate tramite la scissione dell'acido sialico presente nelle glicoproteine del muco (mucose respiratorie). Durante il processo infettivo le difese naturali delle vie respiratorie (ciglia e produzione di muco) sono compromesse e i sintomi locali si manifestano a seguito del danno cellulare a livello epiteliale.

7.2.7 Le tipologie di Influenzavirus

Alla famiglia Orthomyxoviridae appartengono tre diversi tipi di virus influenzali, che si differenziano tra loro in base alle nucleoproteine e alle proteine della matrice di Tipo A, B e C.

L'influenavirus di Tipo A, può infettare diverse specie viventi e si trasmette dall'animale all'uomo. Questa forma di influenza è molto aggressiva per gli esseri umani e può causare forme cliniche molto severe, oltre che dare origine a epidemie e pandemie. Le specie aviarie (gli uccelli) rappresentano il serbatoio naturale del virus e possono essere infettate da antigeni virali con un HA appartenente a uno dei 18 sottotipi (H1, ..., H18) e un NA appartenente a uno degli 11 sottotipi (N1, ..., N11). La specie umana e gli animali (ad eccezione degli uccelli che sono la fonte del virus) possono essere colpiti soltanto da alcuni dei sottotipi della specie aviaria. I sottotipi che possono colpire l'uomo sono: l'H1N1 (responsabile della pandemia spagnola), l'H2N2 (responsabile della pandemia asiatica), l'H3N2 (responsabile della pandemia di Kong-Kong), l'H7N7, l'H1N2, l'H9N2, l'H7N2, l'H7N3 e l'H10N7.

L'influenzavirus di Tipo B può infettare solamente l'uomo e si trasmette da uomo a uomo. Questa influenza causa malattie respiratorie lievi, piccole epidemie (sono rare le pandemie associate a questo tipo di virus influenzale) e viene contratta principalmente dai bambini.

L'influenzavirus di Tipo C può infettare solo la specie umana e di solito si associa a una scarsa rilevanza clinica (generalmente la persona che ne è affetta è asintomatica).

7.2.8 La sintomatologia

I sintomi dell'influenza compaiono generalmente dopo 1-4 giorni d'incubazione, perdurano per circa una settimana e sono:

1. febbre elevata (39-40°C) associata a brividi intensi (durano di solito 3-4 giorni);

2. malessere generale;

3. astenia (dura in genere 2-3 settimane);

4. mialgia e artralgia;

5. sensazione di dolore alla gola e retrosternale (accentuato durante i colpi di tosse), tosse secca (può durare anche due settimane);

6. rinite o rinorrea;

7. inappetenza;

8. cefalea associabile a fotofobia e dolore retro-orbitale;

9. disturbi gastrointestinali: nausea, vomito e crampi addominali (sintomi presenti nei bambini).

7.2.9 Le complicanze

Lo stato influenzale è una condizione che se non viene adeguatamente trattata può predisporre all'insorgenza di altre patologie morbose, come ad esempio bronchiti croniche, polmoniti virali o polmoniti batteriche secondarie (caratterizzate da febbre e tosse ricorrente e persistente). Una complicanza molto comune dell'influenza, sia negli adulti che nei bambini è l'otite media, mentre una tipica complicanza dei bambini con età compresa tra i 6 mesi e i 6 anni, causata dall'elevata temperatura corporea, è rappresentata dall'insorgenza delle convulsioni febbrili. Altre complicanze che possono colpire l'apparato respiratorio a seguito di un'infezione da Influenzavirus sono l'infezione dei seni paranasali, l'asma, la bronchiolite, l'insufficienza respiratoria, il croup (laringotracheobronchite), la dispnea, la produzione eccessiva di tosse e la comparsa di emoftoe (espettorato con tracce di sangue). Nei pazienti con coronaropatie o insufficienza cardiaca può insorgere scompenso cardiaco acuto, mentre negli adolescenti e bambini che abusano di aspirina per il trattamento dello stato influenzale si può verificare la cosiddetta Sindrome di Reye (encefalopatia acuta e infiltrazione grassa del fegato). Le complicanze più rare associate all'influenza sono le encefalopatie (l'infezione vitale colpisce l'encefalo), l'edema cerebrale, la degenerazione grassa del fegato, le miocarditi, le miositi, l'insufficienza renale, la mioglobinuria (la presenza di mioglobina nelle urine che conferiscono il tipico colore rosso scuro/marrone) e la Sindrome di Guillain-Barré.

I soggetti a maggiore rischio di complicanze

I soggetti più a rischio di complicanze sono le persone con età maggiore di 65 anni (soprattutto anziani residenti all'interno di case di cura), i bambini con età inferiore a 5 anni, gli adolescenti che abusano di farmaci a base di acido acetilsalicilico (aspirina), i soggetti fumatori, le persone con malattie croniche internistiche (diabete mellito, insufficienze cardiocircolatorie, insufficienze renali, ecc...), i pazienti che hanno patologie che compromettono la clearance delle secrezioni respiratorie (ad esempio ictus) e le donne in stato di gravidanza avanzato.

7.2.10 La diagnosi

La diagnosi di influenza è principalmente clinica, cioè viene effettuata attraverso l'osservazione, da parte del medico, delle manifestazioni tipiche influenzali. Nel caso in cui si presenti la necessità di ricercare il virus, si effettua l'isolamento in colture cellulari di tamponi naso-faringei o aspirati, la titolazione degli anticorpi specifici nel siero o l'esecuzione della PCR o RT-PCR. Questi ultimi due strumenti sono utili per la diagnosi differenziale con il virus respiratorio sinciziale e in presenza di sintomi parainfluenzali o, ancora, per la distinzione tra i vari tipi e sottotipi di influenza (ciò si traduce in una migliore scelta della terapia antivirale da somministrare). I pazienti con gravi sintomi respiratori vengono sottoposti a RX-torace, per la ricerca di un'eventuale presenza di polmonite (con i RX si vedono di solito infiltrati focali o interstiziali diffusi), e a monitoraggio costante della pulsossimetria, nel caso siano presenti sintomi del basso tratto respiratorio.

7.2.11 La prognosi

La prognosi è di solito buona, con una remissione totale in circa 1 o 2 settimane, mentre nei pazienti a elevato rischio l'influenza può causare morbilità, aumento del rischio di mortalità e ospedalizzazione. Per ridurre tali conseguenze il paziente deve essere trattato tempestivamente con farmaci antivirali. La prognosi è peggiore quando alla polmonite virale si associa una polmonite batterica secondaria, ma il rischio può essere ridotto attraverso la somministrazione di terapia antibiotica adeguata.

7.2.12 La prevenzione

La prevenzione prevede il rispetto di norme igieniche e comportamentali di base, quali il lavaggio frequente con acqua e sapone delle mani (il sapone inattiva il virus), disinfezione delle superfici, il coprirsi la bocca quando si starnutisce, l'utilizzo della mascherina chirurgica quando necessario e la vaccinazione antinfluenzale, con cadenza annuale. Per ridurre le complicanze associate all'Influenzavirus o per prevenire l'insorgenza della malattia è raccomandata la somministrazione a scopo profilattico di farmaci antivirali (inibitori dell'enzima neuraminidasi) nei seguenti casi:

- soggetti già vaccinati ad alto rischio dopo l'inizio della diffusione epidemica influenzale;

- persone che forniscono assistenza a soggetti ad alto rischio;

- persone immunocompromesse;

- persone che non possono essere vaccinate.

Esempi di farmaci antivirali ad azione inibitoria neuraminidasica, che bloccano la diffusione nell'organismo del virus, impedendone il rilascio dalla cellule infetta, sono l'Oseltamivir, lo Zanamivir e il Peramivir. Qualora il paziente possieda una resistenza nei confronti dei farmaci che inibiscono la neuraminidasi per l'influenza di Tipo A e B, si usano farmaci inibitori della endonucleasi, come ad esempio il Baloxavir, che agisce interferendo nella replicazione virale, bloccando la trascrizione dell'RNA virale.

7.2.13 I vaccini antinfluenzali

I vaccini antinfluenzali vengono modificati ogni anno in modo tale che possano includere i ceppi virali più diffusi.

I vaccini inattivati (VII)

I vaccini inattivati sono dati da un mix di vaccini split e vaccini a subunità, somministrati per via intramuscolo. Attualmente in Italia sono disponibili vaccini antinfluenzali trivalenti che contengono due virus di Tipo A (H1N1 e H3N2) e un virus di Tipo B e vaccini quadrivalenti che contengono 2 virus di Tipo A (H1N1 e H3N2) e due virus di Tipo B.

Il vaccino inattivato adiuvato (VIIa)

Il vaccino inattivato adiuvato è una combinazione del vaccino inattivato trivalente con l'adiuvante MF59, somministrato per via intramuscolo. L'MF59 è un'emulsione di olio in acqua, dove l'elemento oleoso è proveniente dallo squalene (olio di fegato degli squali) idrocarburo e triterpene.

Il vaccino vivo attenuato (Live Attenuated Influenza Vaccine, LAIV)

Il vaccino LAIV quadrivalente (Q/LAIV) è un vaccino antinfluenzale di tipo vivo attenuato, somministrato per via intranasale tramite spray (0.1 mL per narice), nei bambini sani di età compresa tra i 2 e i 17 anni. Il LAIV o il Q/LAIV non può essere somministrato ai seguenti soggetti:

- pazienti ad alto rischio;

- immunocompromessi gravi;

- donne in stato di gravidanza;

- pazienti con malattie reattive delle vie aeree (come ad esempio l'asma);

- bambini che assumono aspirina per un lungo periodo di tempo.

I ceppi influenzali utilizzati per generare il vaccino quadrivalente sono attenuati, hanno cioè subìto una serie di passaggi per l'abbattimento della virulenza in modo tale da non poter causare l'influenza, una volta introdotti nell'organismo. Questo tipo di vaccino è creato in modo tale da essere sensibile alle temperature relativamente elevate, riuscendo a replicarsi nella mucosa nasale (in cui è presente una temperatura più bassa), ma non nel tratto respiratorio inferiore. Il vaccino non è attualmente disponibile in Italia.

Il vaccino quadrivalente su colture cellulari

Il vaccino quadrivalente su colture cellulari (VIQCC) è un vaccino antinfluenzale quadrivalente e contiene 2 virus di tipo A (H1N1 e H3N2) e 2 virus di tipo B. Il VIQCC è indicato nei pazienti con condizioni di rischio e con età superiore ai 9 anni. Questa tipologia di vaccino non utilizza uova embrionate di pollo per la coltivazione, ma bensì colture cellulari.

7.2.14 La terapia

Il trattamento è sintomatico con riposo a letto, assunzione di liquidi per il mantenimento di un corretto stato di idratazione, astinenza da sostanze alcoliche e da fumo e utilizzo di paracetamolo secondo necessità (l'abuso può generare epatopatie). Nei bambini e adolescenti evitare di somministrare aspirina in quanto può causare la Sindrome di Reye. Non utilizzare antibiotici, se non da prescrizione medica, e soltanto in caso di diagnosi di infezione secondaria di origine batterica.

7.3 Virus parainfluenzale

7.3.1 La descrizione del virus

Il virus parainfluenzale o virus della parainfluenza umana (in inglese Human Para-Influenza Virus, HPIV) fa parte della famiglia Paramyxoviridae, come anche il virus del morbillo, quello della parotite, il metapneumovirus umano e il virus respiratorio sinciziale. Il virus parainfluenzale possiede RNA a singolo filamento negativo, con pericapside lipidico e nucleocapside a simmetria elicoidale. I virioni hanno un diametro di circa 150-250 nm e una lunghezza di compresa tra 1.000 nm e 10.000 nm. Nonostante al mondo ne esistano più di 250 ceppi diversi, i sierotipi che vengono generati più frequentemente sono quattro, di cui due del genere Respirovirus e due del genere Rubulavirus. Nel genere Respirovirus ci sono il virus parainfluenzale umano 1 (in inglese Human Parainfluenza Virus 1, HPIV-1) e il virus parainfluenzale umano 3 (in inglese Human Parainfluenza Virus 3, HPIV-3), mentre nel genere Rubulavirus troviamo il virus parainfluenzale umano 2 (in inglese Human Parainfluenza Virus 2, HPIV-2) e il virus parainfluenzale umano 4 (in inglese Human Parainfluenza Virus 4, HPIV-4). Quest'ultimo si suddivide a sua volta in Ceppo del virus parainfluenzale umano 4a (in inglese Human parainfluenza virus 4a, HPIV-4a) e Ceppo del virus parainfluenzale umano 4b (in inglese Human parainfluenza virus 4b, HPIV-4b).

La Sindrome parainfluenzale causa infezioni respiratorie simil-influenzali e gastrointestinali. A differenza dell'influenza, le sindromi parainfluenzali hanno una sintomatologia più lieve, un decorso più breve (se il virus non interessa le vie respiratorie inferiori, l'infezione si autorisolve nel giro di 3 o 4 giorni) e le complicanze sono in genere più rare. Esistono delle patologie che possono complicare il quadro clinico generale del paziente se sono co-presenti all'HPIV, come ad esempio le bronchiti, le polmoniti, le sinusiti o le otiti medie.

7.3.2 L'epidemiologia

Il virus parainfluenzale umano 1 si trasmette per via aerea attraverso l'inalazione di goccioline di Flügge (dall'inglese Flügge's droplets, in onore del batteriologo tedesco Carl Georg Friedrich Wilhelm Flügge) emesse con colpi di tosse e starnuti di persone infette (metodo diretto) oppure tramite il contatto con superfici e oggetti contaminati a cui fa seguito il passaggio del virus dalle mani agli occhi, al naso e alla bocca (metodo indiretto).

Il virus parainfluenzale umano 2 può colpire sia le vie aeree superiori che quelle inferiori, causando delle epidemie che spesso si alternano con quelle dell'HPIV-2. La patologia più riscontrata nei pazienti con HPIV-1 sono le laringotracheobronchiti (croup).

Nei bambini l'HPIV-1 e l'HPIV2 determinano piccole epidemie durante la stagione autunnale, quando i bambini frequentano spazi chiusi come asili nido o reparti di pediatria. L'HPIV-3, a "carattere" endemico, colpisce principalmente i bambini con età inferiore a un anno, soprattutto nella stagione primaverile.

Il virus parainfluenzale umano 3 causa nei bambini, nei lattanti e negli adulti immunocompromessi patologie quali bronchioliti, bronchiti e polmoniti. L'HPIV-3 ha cadenza annuale e di solito si presenta durante le stagioni primavera ed estate.

Il virus parainfluenzale umano 4 è poco conosciuto e causa infezioni lievi di scarsa rilevanza clinica.

7.3.3 I fattori che favoriscono l'infezione

La Sindrome parainfluenzale è favorita sia dalla presenza di condizioni ambientali quali inquinamento, sovraffollamento o sbalzi di temperatura, sia da fattori personali quali carenza di vitamina A, malnutrizione o, nel bambino, dal mancato allattamento durante i primi mesi di vita.

7.3.4 La sintomatologia

I sintomi parainfluenzali si manifestano generalmente dopo 1-7 giorni d'incubazione. Quando il virus colpisce le vie aeree superiori la sintomatologia è simil-influenzale, con presenza di:

- malessere generale;

- stanchezza;

- faringite;

- tosse secca;

- rinorrea;

- febbre bassa (<38°C) e brividi.

Nei lattanti di età compresa tra i 6 e i 36 mesi l'HPIV-1 inizia con un raffreddore comune, per poi aggravarsi, nel tempo, in una malattia molto grave chiamata croup, che si manifesta con sintomi quali febbre, tosse abbaiante, raucedine, stridore laringeo e, in casi rari, insufficienza respiratoria potenzialmente letale. Nei bambini il virus parainfluenzale colpisce principalmente le vie aeree superiori e raramente si accompagna da uno stato febbrile. Quando il virus parainfluenzale colpisce il tratto gastroenterico i sintomi più frequenti sono:

- febbricola;

- faringite;

- vomito;

- diarrea;

- dolori addominali.

7.3.5 La diagnosi

La diagnosi è principalmente clinica, ma in presenza di persone con gravi malattie del tratto respiratorio o nei pazienti immunocompromessi può essere necessario eseguire esami specifici, come ad esempio l'indagine di laboratorio chiamata PCR, per poter effettuare una diagnosi e scegliere una terapia virale specifica.

7.3.6 La prevenzione

La prevenzione del virus parainfluenzale si basa sulle normali norme igieniche, come l'utilizzo di un fazzoletto monouso quando si starnutisce e si tossisce, con conseguente lavaggio delle mani, l'areazione regolare delle stanze dove si staziona più a lungo, il lavaggio frequente delle mani con acqua e sapone e il tenersi lontani dai luoghi troppi affollati quando è in corso un evento epidimico. Non esiste una vaccinoprofilassi per evitare l'insorgenza del virus.

7.3.7 La terapia

La terapia è sintomatica di supporto e si basa sul riposo a letto, sull'assunzione di liquidi per evitare l'insorgenza di disidratazione, sull'utilizzo di paracetamolo in caso di febbre o degli antiemetici per trattare episodi di vomito, sull'uso di decongestionanti nasali per il trattamento della rinorrea, di sciroppi per ridurre la tosse e dell'aerosol terapia o delle nebulizzazioni per umidificare le vie aeree e rendere le secrezioni tracheo-bronchiali più liquide e più facilmente eliminabili.

7.4 Virus della parotite

7.4.1 La descrizione del virus

Il virus parotitico o virus della parotite fa parte della famiglia Paramyxoviridae (come il virus della parainfluenza umano), della sottofamiglia Paramyxovirinae e del genere Rubulavirus ed è un virus a RNA a singolo filamento negativo.

Il virus della parotite causa la parotite endemica o, in linguaggio comune, i cosiddetti "orecchioni", malattia virale sistemica acuta e altamente infettiva, che si presenta come una tumefazione dolorosa a una o a entrambe le parotidi, localizzate al di sotto dei padiglioni auricolari, dietro l'angolo della mandibola.

Il virus può causare gravi complicanze in soggetti in età adulta, come ad esempio la sterilità, sia maschile che femminile, causata dallo spostamento del virus dalle parotidi ai testicoli o alle ovaie. Per quanto riguarda l'uomo, nel 30% dei casi l'infertilità è dovuta a una complicanza dell'orchite (infiammazione di uno o entrambi i testicoli, causata dal virus), mentre nella donna l'infertilità avviene, nel 5% dei casi, a seguito di ooforiti. Dopo la guarigione si acquisisce uno stato d'immunità permanente, ovvero non è più possibile essere infettati nuovamente dal virus della parotite.

7.4.2 L'epidemiologia

Il virus della parotite è molto contagioso e viene trasmesso generalmente tramite le vie aeree. Il contagio può avvenire, raramente, anche in modo indiretto attraverso il contatto con oggetti contaminati. E' una tipica malattia dell'età infantile a decorso benigno, che di solito riguarda il periodo compreso tra i 5 e i 9 anni. Generalmente si diffonde durante il periodo che va dal tardo inverno a inizio primavera e raramente colpisce i soggetti di età inferiore ai 2 anni di vita. I luoghi chiusi, come comunità o scuole, facilitano la creazione di epidemie da parotite endemica.

7.4.3 La sintomatologia

Prima dell'esordio della malattia il periodo d'incubazione è di circa 14-18 giorni, la contagiosità inizia durante l'incubazione, cioè circa 4-5 giorni prima della manifestazione dei sintomi e nel 25-30% dei casi la malattia è asintomatica. Il primo sintomo che si manifesta è il gonfiore delle parotidi, che può essere anticipato, 24 ore prima, da brividi, cefalea e da un leggero rialzo termico. Solitamente i sintomi hanno una durata di circa 2 settimane e quelli tipici sono:

- gonfiore delle parotidi (di solito bilaterale) associato a tumefazione sotto, davanti e dietro le orecchie. A volte anche le aree sottomandibolari e sottolinguali possono essere gonfie, determinando, rispettivamente, tumefazioni cervicali sottomandibolari e aumento della dimensione della lingua;

- dolore al collo e sotto le orecchie;

- dolore alla masticazione e alla deglutizione;

- dolore addominale (meno frequente);

- cefalea;

- malessere generale;

- anoressia;

- febbre, intorno ai 39-40°C per le prime 24-72 h.

7.4.4 Le complicanze

Durante la malattia se compaiono sintomi quali cefalea, dolore addominale, alterazione dello stato di vigilanza o vomito è necessario avvertire immediatamente il medico, per valutare l'eventuale insorgenza di complicanze e intraprendere il trattamento adeguato.
Le complicanze più note sono:

- La meningoencefalite parotitica: per quanto riguarda le meningi è presente un'infiammazione che causa cefalea, vomito, rigidità nucale e pleocitosi liquorale (aumento del numero di cellule nel liquido cerebrospinale), mentre l'encefalite si associa ad alterazioni dello stato di coscienza (stato stuporoso, letargico o confusionale), convulsioni, deficit motori, alterazioni del linguaggio, della visione e coma. La meningoencefalite parotitica si associa di solito a una prognosi benigna.

- La pancreatite: associata a nausea, vomito improvviso e dolore epigastrico (i sintomi durano circa una settimana).

- La mastite (rara).

- L'orchite: complicanza rara che colpisce nel 30% dei casi gli uomini, è una malattia infettiva molto dolorosa, più frequente nel periodo post-puberale, che può affliggere entrambi i testicoli, anche se generalmente ne colpisce solo uno. Il testicolo affetto da orchite si presenta con edema, eritema, calore e dolore nella zona scrotale. L'orchite può evolvere, seppur raramente, in atrofia testicolare e provocare sterilità.

- L'ooforite: complicanza rara che colpisce il 5% delle donne adulte affette da parotite, si tratta di un processo infiammatorio che colpisce le ovaie e, raramente, causa la perdita della fertilità se associato all'infezione da virus parotitico.

- Le miocarditi, le epatiti, le nefriti, le poliartriti, le prostatiti, le patologie tiroidee e la sordità: complicanze rare.

- Gli aborti spontanei: accadono nel 25% dei casi nelle donne che vengono infettate dal virus della parotite durante le prime 12 settimane di gravidanza.

7.4.5 La diagnosi

La diagnosi di parotite prevede la valutazione clinica e l'identificazione del virus attraverso la PCR (gold standard), i test sierologici o gli esami di laboratorio. I test sierologici vengono eseguiti in fase acuta o in convalescenza, mentre gli esami di laboratorio ricercano nel sangue anticorpi specifici contro l'antigene virale d'interesse. Questi sono necessari quando la malattia è ricorrente, monolaterale, vengono interessati dall'infezione tessuti diversi dal parenchima delle ghiandole salivari e se si presenta in pazienti precedentemente vaccinati contro lo stesso virus d'interesse.

7.4.6 La prognosi

La prognosi della parotite è buona e le eventuali condizioni patologiche correlate alla malattia sono la sordità neurosensoriale o la paralisi facciale unilaterale. Nel periodo post-infettivo si manifestano raramente encefaliti, mielite trasversa acuta (disfunzioni motorie, autonomiche e sensoriali), polinevrite (infiammazione di più nervi periferici contemporaneamente) e atassia cerebellare benigna (caratterizzata da deficit deambulatori, posturali e difficoltà di coordinamento dei movimenti).

7.4.7 La prevenzione

La parotite può essere prevenuta attraverso l'esecuzione della vaccinoprofilassi, che induce, nel 95% dei casi, la produzione di anticorpi specifici contro gli antigeni d'interesse. Di solito per la vaccinazione viene usato un vaccino vivo attenuato che agisce non solo contro la parotite, ma anche contro il morbillo, la rosolia e la varicella (vaccino quadrivalente MPRV). Oltre alla vaccinazione, altri interventi necessari per prevenire l'insorgenza e la diffusione della malattia sono il rispetto delle corrette norme igieniche e l'isolamento precauzionale standard fino alla completa guarigione. Il vaccino non deve essere somministrato in pazienti immunocompromessi o sottoposti a terapia immunosoppressiva (farmaci antitumorali o contro il rigetto dopo il trapianto di organi, in trattamento steroideo, ecc...), in donne in stato di gravidanza o che vogliono avere dei figli nel periodo immediato post-vaccinale e in pazienti che hanno avuto in precedenti vaccinazioni reazioni allergiche gravi. Gli effetti collaterali associati al vaccino si presentano generalmente dopo 5-12 giorni e perdurano per pochi giorni, sono di solito lievi, come ad esempio un'infiammazione sul punto dell'inoculo, una moderata eruzione cutanea, una lieve febbre, un gonfiore alle articolazioni, un ingrossamento dei linfonodi, raramente, una tumefazione delle parotidi (tali effetti sono ridotti o assenti nei bambini che devono eseguire la dose di richiamo) o una reazione allergica anafilattica.

Quando il medico diagnostica un'infezione da virus della parotite deve immediatamente darne comunicazione all'ufficio igiene dell'ASL territoriale di competenza.

7.4.8 La terapia

La terapia è sintomatica, con antipiretici (paracetamolo) per il trattamento della febbre, idratazione endovenosa se presente vomito (tipico sintomo della pancreatite) e analgesici per la riduzione del dolore provocato dall'infiammazione. E' consigliata una dieta semiliquida e senza alimenti (liquidi acidi) che possono causare un'eccessiva salivazione correlata, a sua volta, all'insorgenza del dolore e il riposo a letto.

7.5 Virus respiratorio sinciziale

7.5.1 La descrizione del virus

Il virus respiratorio sinciziale (RSV, dall'inglese Respiratory Syncytial Virus) fa parte della famiglia Paramyxoviridae e della sottofamiglia Pneumovirinae (assieme al metapneumovirus umano), è un virus a RNA a singolo filamento negativo con diametro di 150-250 nm e una lunghezza di 10 micrometri. Presenta due gruppi antigenici:

il gruppo A e il gruppo B, che si differenziano per le variazioni presenti nella glicoproteina G del loro capside. L'RSV è un agente virale che può infettare gli epiteli delle vie aeree di persone di qualsiasi età, ma essendo colpiti principalmente gli infanti e i bambini piccoli, viene considerata un'infezione respiratoria della prima infanzia. Le due patologie che spesso si associano all'RSV, nei bambini con età inferiore ai 2 anni, sono le bronchioliti (infiammazioni dei bronchioli) e le polmoniti. Nei bambini più grandi e negli adulti l'infezione può essere asintomatica o determinare una lieve sintomatologia. Rispetto al metapneumovirus umano, l'RSV è una patologia che ha delle complicanze più gravi, soprattutto per quanto riguarda i lattanti con meno di 6 mesi di vita. La guarigione dal virus non fornisce un'immunità assoluta permanente e ciò si traduce in un rischio di reinfezione del soggetto parzialmente immunizzato (gli effetti manifestati durante le reinfezioni sono meno gravi rispetto a quelli da prima infezione).

7.5.2 L'epidemiologia

L'RSV è un virus ubiquitario, ovvero si può trovare in qualsiasi luogo, e molto contagioso, che si dissemina attraverso la trasmissione aerea, cioè con l'emissione di starnuti o colpi di tosse di persone infette, oppure in modo indiretto, attraverso il contatto con superfici o materiale infetto.

In quest'ultimo caso il contagio avviene toccando gli oggetti contaminati per poi successivamente toccare la bocca, il naso o gli occhi. Questo virus si diffonde in tutto il mondo, ogni anno, soprattutto durante la stagione invernale o a inizio primavera, con dei picchi stagionali a Gennaio, Febbraio e Marzo, generando delle epidemie soprattutto nei bambini con età inferiore ai 4 anni.

7.5.3 La sintomatologia

L'RSV ha un periodo di incubazione di 3-5 giorni e si manifesta, al suo esordio, con sintomi di contagio delle vie aeree superiori quali tosse, rinite e faringite. Successivamente, dopo qualche giorno e soprattutto nei bambini, l'infezione si diffonde alle vie aeree inferiori e ai sintomi iniziali si possono aggiungere i seguenti:

- rinorrea;

- otite media;

- febbre;

- dispnea;

- periodi di apnea (di solito nei lattanti con età inferiore ai 6 mesi);

- respiro sibilante o rantoli (rilevati attraverso l'auscultazione toracica);

- rientramenti inspiratori della parete toracica;
- distress respiratorio (se presente infezione grave).

I sintomi persistono di solito per una o due settimane dall'esordio della malattia.
Se la malattia progredisce si verificano:

- aumento della tosse;
- aumento della frequenza respiratoria (tachipnea);
- aumento delle retrazioni intercostali e sottocostali;
- iperespansione del torace;
- aumento dell'agitazione psico-motoria;
- insorgenza di cianosi periferica (ungueale o periorale).

L'infezione da RSV diventa severa più frequentemente nei lattanti e nei bambini con meno di 2 anni di vita che hanno contratto per la prima volta l'RSV e si manifesta con difficoltà respiratorie, periodi di apnea, tosse insistente, respiro sibilante, tachipnea, cianosi centrale, disidratazione, difficoltà nell'alimentarsi e scarsa reattività.
Nei bambini prematuri con patologie cardiovascolari o polmonari precedenti l'infezione da RSV esiste un elevato rischio di distress respiratorio grave.

7.5.4 Le complicanze

Le complicanze del RSV sono principalmente le bronchioliti e le polmoniti.

Le bronchioliti sono infezioni virali acute delle basse vie aeree, a cui sono più esposti i bambini e i lattanti, avendo bronchioli più piccoli. Tale affezione causa la necrosi dell'epitelio bronchiolare e la conseguente attivazione della risposta infiammatoria che, a sua volta, innesca due fenomeni: l'ipersecrezione di muco e l'edema nella sottomucosa circostante. Questi ultimi due eventi partecipano all'ostruzione parziale del lume bronchiolare attraverso la creazione di tappi mucosi.

Le polmoniti sono un fenomeno più generalizzato rispetto alle bronchioliti, infatti la necrosi epiteliale non si ferma ai bronchioli ma si estende ai bronchi e agli alveoli.

La risposta immunitaria dell'ospite contribuisce al fenomeno infiammatorio che incrementa, a sua volta, il danneggiamento del tessuto polmonare.

7.5.5 La diagnosi

Per la diagnosi, gli elementi che contribuiscono ad aumentare il sospetto di infezione da SRV sono il periodo dell'anno in cui insorge l'infezione, l'età della persona affetta (ad esempio bambini piccoli con bronchioliti o polmoniti) e la presenza del patogeno in un altro membro della famiglia (ad esempio fratelli o sorelle in età scolare con rinite). In ogni caso il principale metodo per effettuare una diagnosi con maggiore attendibilità è la clinica. La diagnosi differenziale esclude le patologie che hanno manifestazioni simili, quali l'influenza, la sindrome parainfluenzale, il metapneumovirus umano e il raffreddore comune. La diagnosi definitiva prevede la ricerca degli antigeni virali tramite colture cellulari, in cui si inoculano campioni biologici della persona sotto esame (secrezioni respiratorie, aspirati o tamponi naso-faringei). La RT-PCR permette la quantificazione e l'amplificazione dell'RNA virale. La diagnosi definitiva si effettua in ogni caso quando è richiesto il ricovero ospedaliero.

7.5.6 La prognosi

La prognosi è buona nei bambini più grandi e negli adulti, mentre è peggiore nei prematuri e nei bambini molto piccoli o con precedenti patologie cardiovascolari, polmonari o immunologiche.

7.5.7 La prevenzione

Comportamenti corretti, come il lavaggio frequente delle mani, l'utilizzo di guanti e fazzoletti monouso o l'isolamento preventivo dei bambini con sintomi tipici del raffreddore, riducono la diffusione del virus. Nel caso di lattanti a elevato rischio di ospedalizzazione o in altre condizioni cliniche ben specifiche è possibile usare, come profilassi, un anticorpo monoclonare, ottenuto con la tecnica del DNA ricombinante, chiamato palivizumab. Questo agisce neutralizzando e inibendo il meccanismo di fusione del virus SRV. Non esiste attualmente nessun vaccino per prevenire l'infezione da SRV.

7.5.8 La terapia

Il trattamento, in assenza di complicanze (bronchioliti o polmoniti), è prevalentemente di tipo sintomatico. Si consiglia di mantenere le mucose del naso ben idratate e di prevenire la disidratazione con la somministrazione frequente di liquidi. Per ovviare all'irritazione delle mucose e all'aumento di tosse si può utilizzare un umidificatore ambientale. La liberazione delle vie aeree può essere facilitata attraverso l'esecuzione di lavaggi delle cavità nasali con soluzione fisiologica o aspirazione delle secrezioni con un apposito strumento. Sono sconsigliati sia l'uso di broncodilatatori o corticosteroidi per risolvere la sintomatologia sia la somministrazione di acido acetilsalicilico (aspirina) per la riduzione della febbre. Nei bambini molto piccoli, in caso di infezione da SRV, è consigliata l'ospedalizzazione, perché a causa delle ridotte dimensioni delle loro vie aeree e della loro protezione immunitaria parziale (l'immunità nel bambino piccolo è passiva, cioè gli anticorpi che ha sono quelli che gli ha trasmesso la madre durante la gestazione) possono subire dei repentini e gravi peggioramenti delle condizioni di salute. All'interno dell'ospedale il bambino viene trattato con ossigenoterapia e farmaci specifici per la liberazione delle vie aeree, inoltre, in caso di grave tachipnea, verrà alimentato con una nutrizione di tipo parenterale (per via endovenosa) o enterale (sondino naso-gastrico).

La somministrazione, per via inalatoria, del farmaco antivirale ribavirina non è raccomandato, sia a causa della sua limitata efficacia sia per i suoi potenziali effetti tossici a carico degli operatori sanitari che lo maneggiano.

7.6 Metapneumovirus umano

7.6.1 La descrizione del virus

Il metapneumovirus umano (hMPV, dall'inglese human Metapneumovirus) fa parte della famiglia Paramyxoviridae e della sottofamiglia Pneumovirinae (come anche il virus respiratorio sinciziale), dell'ordine Mononegavirales ed è un virus a RNA a singolo filamento negativo. I virioni sono di forma sferica, con diametro 150-200 nm, e presentano un rivestimento lipoproteico (envelope) e un nucleocapside a simmetria elicoidale. L'hMPV è il virus con il genoma più piccolo all'interno del genere Pneumovirus, ma è anche quello con il genoma più grande rispetto ai rimanenti virus appartenenti alla famiglia Paramyxoviridae. Esistono due sierotipi per l'hMPV: il sierotipo A e il sierotipo B, che a loro volta si dividono in due genotipi. Per quanto riguarda il sierotipo A, esiste il genotipo A1 e il genotipo A2 (colpisce i bambini più grandi), mentre per il sierotipo B si hanno il genotipo B1 (si manifesta tipicamente con una laringite) e il genotipo B2 (caratterizzato da dispnea e affanno). Il metapneumovirus si divide inoltre in due specie: l'avian Metapneumovirus (metapneumovirus aviario o aMPV) e l'human Metapneumovirus.

L'hMPV è un agente virale che infetta principalmente gli epiteli delle prime vie aeree dei bambini di età compresa tra i 5 e i 10 anni e degli adulti. Nel bambino piccolo e nel neonato l'infezione spesso raggiunge le vie aeree inferiori, determinando l'insorgenza di complicanze infettive respiratorie quali bronchioliti e polmoniti. Negli adulti infettati generalmente o non si presenta nessuna sintomatologia o si manifestano lievi sintomi.

La maggior parte dei bambini con età inferiore a 7 anni è entrata in contatto con l'hMPV e ha sintetizzato anticorpi specifici contro gli antigeni di superficie del metapneumovirus. I soggetti maggiormente a rischio sono gli anziani, i bambini con età inferiore ai 7 anni e i pazienti immunocompromessi.

La guarigione dal virus non fornisce un'immunità assoluta permanente e questo si traduce in un rischio di reinfezione del soggetto parzialmente immunizzato. La persona guarita può entrare in contatto con un ceppo diverso del virus precedentemente incontrato e di cui la persona dispone di anticorpi specifici.

7.6.2 L'epidemiologia

L'hMPV è un virus ubiquitario, di tipo stagionale (inverno e inizio primavera) e con un'incidenza annuale del 7% (l'incidenza è minore rispetto a quella delle altre affezione respiratorie stagionali). Il virus si trasmette attraverso l'emissione di goccioline di secrezioni respiratorie contenenti i virioni o tramite il contatto con superfici e oggetti contaminati da persone infette.

7.6.3 La sintomatologia

Il metapneumovirus umano si manifesta di solito con lievi sintomi nell'adulto, mentre nel bambino piccolo inizia con problematiche delle alte vie respiratorie per poi diffondersi a quelle basse, determinando complicanze quali bronchioliti, polmoniti e laringiti. I sintomi tipici iniziali sono:

- febbre;

- dispnea;
- tachipnea;
- tosse;
- rinorrea;
- mialgia;
- vomito;
- respiro sibilante o rantoli (rilevati attraverso l'auscultazione).

7.6.4 Le complicanze

Le complicanze del metapneumovirus umano sono principalmente a carico delle vie aeree inferiori (polmoniti, bronchioliti o laringiti). Possono però aggravarsi patologie già presenti nella persona colpita, oppure possono insorgerne delle altre, tra cui:

- otite media;
- asma;
- broncopneumopatia cronica ostruttiva;
- sindrome parainfluenzale.

7.6.5 La diagnosi

La diagnosi è clinica, tuttavia, in caso sia necessario formulare una diagnosi definitiva, viene effettuata la ricerca diretta degli antigeni specifici d'interesse sul campione biologico, prelevato attraverso il lavaggio bronchiolo-alveolare o con l'aspirato endotracheale. La RT-PCR eseguita sull'aspirato naso-faringeo permette la quantificazione e l'amplificazione dell'RNA virale, mentre le prove sierologiche vengono eseguite quando è necessaria una diagnosi retrospettiva.

7.6.6 La prevenzione

Non esistono vaccini per la prevenzione dell'infezione da hMPV, ma solo delle comuni norme igieniche da rispettare come il lavaggio frequente delle mani e l'utilizzo di fazzoletti di carta e guanti monouso.

7.6.7 La terapia

La terapia è sintomatica di supporto, con l'utilizzo di antipiretici in caso di febbre. Si raccomanda una costante assunzione di liquidi per evitare la disidratazione e mantenere la giusta umidità delle mucose di naso e gola. La liberazione delle vie aeree può essere facilitata attraverso l'esecuzione di lavaggi delle cavità nasali con soluzione fisiologica o aspirazione delle secrezioni con apposito strumento. Non è raccomandato l'uso di broncodilatatori o corticosteroidi per risolvere la sintomatologia e neppure la somministrazione di acido acetilsalicilico (aspirina) per ridurre la febbre. Nei bambini molto piccoli affetti da hMPV è consigliata l'ospedalizzazione per un costante monitoraggio, onde evitare peggioramenti improvvisi dello stato di salute. Inoltre, in caso di necessità, il bambino può essere celermente trattato con ossigenoterapia, con l'ausilio di un ventilatore meccanico e con farmaci specifici per la liberazione delle vie aeree.

7.7 Virus del morbillo

7.7.1 La descrizione del virus

Il virus del morbillo è un virus a RNA a singolo filamento negativo, fa parte della famiglia Paramyxoviridae e del genere morbillivirus.
Il morbillo è uno dei cinque esantemi tipici dell'infanzia insieme alla rosolia, alla cosiddetta sesta malattia (Roseola Infatum o esantema subitum causata dall'Herpesvirus umano di tipo 6B, HHV6B), alla varicella (provocata dal virus varicella zoster, VZV) e alla cosiddetta quinta malattia (eritema infettivo causato dall'agente eziologico parvovirus B-19). Il morbillo è una patologia infettiva altamente contagiosa, con manifestazioni cutanee simili a quelle del-

la rosolia o della scarlattina (unica malattia esantematica causata da batteri e non da virus). Di solito la contrazione dell'infezione avviene durante l'infanzia e il decorso è benigno, ma se colpisce bambini molto piccoli, con età inferiore a 5 anni, o fragili (denutriti o con un sistema immunitario compromesso) o soggetti adulti si possono manifestare delle complicanze. Queste sono principalmente dovute a infezioni batteriche che si sovrappongono a quelle virali, a carico dell'apparato respiratorio, o dei sistemi nervoso, gastroenterico, visivo e uditivo. Raramente si manifesta cecità, sordità, danni cerebrali permanenti e morte del soggetto infettato. La maggior parte delle morti sono causate da superinfezioni batteriche a carico di bambini con età inferiore a 5 anni, malnutriti e 6 casi su 10 sono correlati all'insorgenza di polmoniti. La guarigione completa, cioè la risoluzione della malattia, avviene dopo circa 3 settimane dalla sua contrazione.

7.7.2 L'epidemiologia

Il morbillo è estremamente contagioso e si diffonde principalmente per via aerea con l'emissione da parte di persone infette di goccioline di Flügge eliminate con i colpi di tosse o con gli starnuti. Il virus può essere trasmesso anche attraverso la saliva, lo sperma e il muco delle secrezioni nasali. Lo stretto contatto interpersonale facilita la trasmissione da soggetto malato a soggetto sano, infatti la probabilità che una persona non immune al virus si infetti frequentando ambienti occupati da persone affette da morbillo è molto elevata. Il virus si diffonde generalmente durante il periodo che va dall'inverno alla primavera. Il medico ospedaliero, di medicina generale, il pediatra di libera scelta o il medico che svolga attività privata che abbia in cura un paziente con infezione da virus del morbillo o che conosca una persona che lo ha contratto è obbligato a notificare il fatto al servizio di Igiene Pubblica competente.

7.7.3 Il fattore R_0 e le epidemie

Il fattore R_0 è il numero medio di soggetti infettati da ciascun individuo infetto in una popolazione suscettibile, ovvero mai entrata in contatto con l'agente patogeno. Se il fattore R_0 è maggiore di 1 allora il rischio di epidemia aumenta, al contrario, se il fattore R_0 è inferiore a 1 allora l'epidemia è destinata a scomparire, perché, in media, un infetto ne contagia meno di uno (che a sua volta ne infetta meno di uno e così via fino a estinzione dell'epidemia).

7.7.4 La sequenza degli eventi

Gli eventi, in ordine cronologico, che si manifestano durante l'infezione primaria da morbillo (in assenza di complicazioni) sono i seguenti:

- Giorno 0: il soggetto infetto, attraverso le goccioline di Flügge, trasmette il virus al soggetto sano; il virus entra a contatto con l'epitelio di naso e/o faringe, ne infetta le cellule e si replica;

- Giorni 1-2: il virus prodotto migra ai linfonodi regionali;

- Giorni 2-3: il virus, partendo dai linfonodi regionali, si diffonde nel sangue, provocando la cosiddetta viremia primaria;

- Giorni 3-6: il virus si replica massivamente nell'epitelio respiratorio e nei linfonodi;

- Giorni 5-7: dopo aver eseguito un'infezione disseminata nel tratto respiratorio, una grande quantità di virus (maggiore carico virale) si riversa nel sangue, determinando una viremia secondaria;

- Giorni 7-11: l'infezione si stabilisce nella cute e in altri organi (tra cui il tratto respiratorio);

- Giorni 11-14: il virus è presente nel sangue, nella cute e in altri organi, tra cui il tratto respiratorio;

- Giorni 15-17: la viremia decresce, la carica virale negli organi diminuisce e inizia la risposta immunitaria del soggetto ospite.

7.7.5 La sintomatologia

Il periodo di incubazione ha una durata di circa 10 giorni, trascorsi i quali la malattia inizia il suo esordio con la fase pre-esantematica, caratterizzata generalmente da:

- febbre alta (>40°C) che dura circa 4 giorni per poi ridursi e continuare per circa 7 giorni;

- tosse secca;

- rinite;

- congiuntivite (occhi arrossati, palpebre gonfie, fotofobia, ecc...);

- malessere generale e stanchezza;

- inappetenza.

Dopo 2 o 3 giorni dalla fase pre-esantematica si manifestano per 24-28 h piccole macchie bianche, di qualche millimetro di diametro, nella mucosa buccale, congiuntivale e vaginale, le cosiddette macchie di Köplik. La presenza della macchie di Köplik sono un segno patognomonico dell'infezione da morbillo.

L'esantema del morbillo inizia dopo 3-4 giorni dall'esordio della malattia, con un rash cutaneo maculo-papulare che cambia colore con il passare del tempo da rosso a marrone, e si presenta prima sul viso, nel retro delle orecchie e vicino all'attaccatura dei capelli, per poi diffondersi al collo e, successivamente, a tutto il corpo. Il rash può provocare prurito e di solito tende ad attenuarsi in 3 o 4 giorni e a risolversi in 4 o 7 giorni. La remissione dell'esantema può provocare una desquamazione che è simile a quella della Malassezia Furfur.

La contagiosità inizia dai 3 ai 5 giorni prima del rash e continua per 4 giorni dalla risoluzione dell'esantema, mentre i sintomi del virus si protraggono per circa 7-10 giorni dalla scomparsa.

7.7.6 Le complicanze

La maggior parte delle complicanze associate al morbillo sono:

- otite media acuta: colpisce con frequenza di 1 volta ogni 20 casi ed è causata da un'insufficiente capacità di risposta immunitaria all'infezione. La perdita dell'udito avviene generalmente a seguito di superinfezioni batteriche o di labirintiti virali;

- ulcera corneale: può essere una complicanza del virus o una conseguenza di una sovrainfezione batterica secondaria all'infezione virale da morbillo. Si presenta con dei puntini bianchi sulla parte anteriore dell'occhio. Il trattamento dell'ulcera corneale prevede l'utilizzo di antibiotici topici (se presente infezione batterica) o di farmaci antivirali. A seguito dell'ulcera corneale, la cornea può presentarsi opaca oppure, nei casi peggiori, può sopraggiungere una retinite che comporta una perdita della vista temporanea o completa;

- cheratite infettiva: infiammazione della cornea più grave rispetto alla congiuntivite, si manifesta con dolore, arrossamento oculare, fotofobia, sensazione di "sabbia" nell'occhio, visione sfocata, secrezione e torbidità dell'umore acqueo (reazione infiammatoria in camera anteriore). Se non vengono trattate opportunamente (di solito con gocce medicate) le cheratiti possono evolvere in ulcere e determinare un danno alla vista di tipo permanente, cioè la cecità.

- neurite ottica: complicanza caratterizzata da un'infiammazione che colpisce il nervo ottico e che, se non adeguatamente curata, può causare la perdita temporanea o permanente della vista. La terapia della neurite consiste nella somministrazione di corticosteroidi;

- diarrea;

- stomatite;

- vomito;

- disidratazione (a causa di vomito, diarrea o iperidrosi causata da febbre);

- polmonite: colpisce con frequenza di 1 volta ogni 50 casi e può essere diretta o batterica secondaria. La polmonite si presenta con un'infiammazione a livello interstiziale (polmonite interstiziale) e con sintomi di alterazione della funzionalità respiratoria come dispnea o tosse. Il danneggiamento diretto dell'epitelio polmonare da parte del virus del morbillo causa la perdita delle ciglia polmonari e tale evento provoca, da un lato, una riduzione o perdita delle difese naturali polmonari e, dall'altro, un elevato rischio di attacco da parte dei batteri (sovrainfezioni batteriche). Nei bambini con malnutrizione o immunocompromessi (con deficit dell'immunità cellulo-mediata, CMI, dall'inglese Cell-Mediated Immunity) il morbillo può causare una complicanza rara della polmonite interstiziale, detta polmonite di Hecht. Quest'ultima si caratterizza dalla formazione di corpi d'inclusione a cellule giganti multinucleate (senza esantema);

- bronchite;

- croup: colpisce le vie aeree, provocando laringite, gonfiore della gola, tosse secca "abbaiante", raucedine, stridore e sensazione di difficoltà nella respirazione ("fame d'aria");

- malattie neurologiche (nelle infezioni da morbillo, nel 50% dei casi ci sono alterazioni elettroencefalografiche);

- meningiti asettiche;

- meningoencefaliti: causate da un'infiammazione cerebrale, determinata dalla diffusione del virus dalle vie aeree al liquido cerebrospinale;

- encefaliti primarie: infiammazioni dell'encefalo durante la fase esantematica del morbillo e si manifestano con deficit motori e sentivi, agitazione, sopore o coma;

- encefaliti secondarie o post-infettive: l'infezione causata dal morbillo inverte il normale comportamento delle difese immunitarie, per cui il sistema immunitario attacca l'organismo invece di proteggerlo;

- panencefaliti sclerosanti subacute (SSPE, dall'inglese Subacute sclerosing panencephalitis): infezioni cerebrali persistenti, provocate da una mutazione del virus del morbillo. Si manifestano in modo insidioso generalmente 7 anni dopo aver contratto il morbillo e possono verificarsi deterioramento del comportamento e dell'intelletto, atassia, convulsioni mioclioniche, fino alla morte del soggetto infettato. L'unico modo per prevenire l'insorgenza di questa patologia è la prevenzione, basata sul rispetto della distanza di sicurezza da soggetti potenzialmente infetti o non vaccinati (prima dell'età vaccinale);

- porpora trombocitopenica acuta: patologia causata dalla distruzione delle piastrine da parte degli autoanticorpi, si presenta 6 settimane dopo l'infezione da morbillo o dalla vaccinazione con virus vivo attenuato, sotto forma di ecchimosi, petecchie o sanguinamenti;

- sindrome del morbillo atipico: avviene nei soggetti che sono già stati vaccinati contro il morbillo, ma che non hanno generato un'adeguata difesa immunitaria. A livello cutaneo si manifesta con rash, vescicole, petecchie, papule, porpora o orticaria, di solito prima nei polsi o nelle caviglie per poi diffondersi nel resto del corpo. La persona può presentare anche febbre, polmonite, effusioni pleuriche ed edema. L'unico modo per prevenire questa condizione è la rivaccinazione;

In rari casi possono sopraggiungere: glomerulonefrite, miocardite, linfoadenopatia generalizzata, epatite o appendicite.

In caso di donna in stato di gravidanza affetta da morbillo possono verificarsi: nascita di neonati prematuri, sottopeso o con difetti alla nascita e aborto spontaneo.

7.7.7 La diagnosi

La rilevante presenza di febbre da almeno tre giorni associata a sintomi quali tosse, rinite e congiuntivite e le forti evidenze epidemiologiche, come ad esempio contatti con persone affette da morbillo o con secrezioni infette (sperma, muco o saliva) sono elementi che permettono di effettuare una diagnosi clinica. Un ulteriore fattore che incide fortemente nella diagnosi definitiva è la rilevazione delle cosiddette macchie di Köplik sulla cute (segno patognomonico dell'infezione da morbillo). I test di laboratorio prevedono la rilevazione delle immunoglobuline IgM contro il morbillo o l'isolamento del virus a RNA dai campioni biologici prelevati dal tratto respiratorio.

7.7.8 La prognosi

La prognosi è buona e il tasso di mortalità nei paesi avanzati è basso. Non sono comunque assenti complicazioni, soprattutto nei bambini con età inferiore ai 5 anni e negli adulti con più di 20 anni, o sequele. La mortalità e la morbilità (il morbillo è la causa più frequente di cecità nei bambini) sono maggiori nei bambini con età inferiore a 5 anni, negli immunocompromessi (ad esempio che presentano HIV), nei bambini con età compresa tra 4 e 12 mesi e nei soggetti malnutriti, con carenza di vitamina A o con inadeguata vaccinazione pregressa.

7.7.9 La prevenzione

Il vaccino contro il morbillo è un mezzo efficace per prevenire l'insorgenza della malattia e ridurne la mortalità e la morbilità. La copertura vaccinale contro il morbillo fa uso di ceppi di virus vivi attenuati (ceppi attenutati Schwartz o Moraten del vaccino originale Edmonston B). Solitamente la vaccinazione viene effettuata insieme a quella per la parotite, la rosolia e la varicella (MPRV). La scheda di vaccinazione prevede la somministrazione a 13 mesi, 15 mesi e 6 anni. Non è possibile vaccinare prima dei 13 mesi di vita, perché il sistema immunitario del bambino è ancora immaturo (la madre conferisce al figlio, durante la gravidanza, un'immunità parziale). La prima dose viene data a 13 mesi, poi a 15 mesi e l'ultimo richiamo viene effettuato nei bambini di 6 anni (prima dell'inizio della scuola). Le reazioni avverse al vaccino sono rare e includono una lieve sensazione dolorosa nel punto d'iniezione e febbre. Il vaccino non deve essere somministrato in donne in stato di gravidanza, con immunodeficienza o sottoposte a terapia immunosoppressiva. Una volta vaccinata, la persona ha un'immunizzazione definitiva, cioè non può essere più infettato dal virus della morbillo.

7.7.10 La terapia

Non esiste un trattamento specifico per il morbillo e la terapia da effettuare per migliorare la prognosi è di supporto, almeno fino alla regressione dell'esantema. La terapia prevede: il riposo (evitare sforzi fisici e l'esposizione al freddo), la somministrazione di soluzioni reidratanti orali (se la disidratazione è grave devono essere somministrati i liquidi per via endovenosa), l'assunzione di cibo sano (inizialmente liquido) e ricco di vitamina A (riduce il rischio di cecità e la mortalità nei bambini con età inferiore a 2 anni). Si possono assumere farmaci antipiretici (paracetamolo) per ridurre la febbre, instillare gocce protettive per gli occhi, utilizzare, al bisogno, antinfiammatori e analgesici (soprattutto paracetamolo per trattare il dolore generalizzato). Si possono assumere antibiotici, su prescrizione medica, in caso di infezione batterica secondaria (ad esempio polmonite). I suffumigi (inalazione di vapori) possono migliore il raffreddore e l'utilizzo di sciroppi può calmare la tosse. Per prevenire la diffusione del contagio la persona infetta deve essere isolata fino alla fine del periodo di contagiosità. La stanza in cui si trova la persona infetta deve essere poco illuminata, infatti uno dei sintomi del morbillo è la fotofobia, cioè il fastidio provocato dalla luce nell'occhio irritato. In caso di complicanze gravi la persona deve essere immediatamente ospedalizzata.

7.8 Virus della varicella

7.8.1 La descrizione del virus

Il virus della varicella-zoster (VZV o Herpes virus umano 3 o Human Herpes Virus 3, HHV-3) causa un'infezione primaria acuta sistemica chiamata varicella. In caso di ricorrenza produce il cosiddetto Herpes zoster, conosciuto anche con il nome di "fuoco di Sant'Antonio". Il VZV è un virus a doppia elica di DNA appartenente alla famiglia Herpesviridae, alla sottofamiglia Alphaherpesvirinae e al genere Varicellovirus. Il diametro del virus è di 150-200 nm, la simmetria è icosaedrica e possiede la capacità di codificare più di 70 proteine. Ha un involucro lipidico (envelope) ed è sensibile agli ambienti secchi, ai detergenti, al calore ed è suscettibile ai disinfettanti. Il VZV ha delle caratteristiche comuni con l'HSV, infatti stabilisce infezioni latenti nei neuroni, con lesioni simili e sfrutta l'attivazione dell'immunità cellulo-mediata (ICM) come meccanismo fondamentale di protezione. Tra le proteine codificate dal virus della varicella, l'enzima "timidina chinasi" è coinvolto nella replicazione, permettendone l'inserimento all'interno della catena di DNA, attraverso la fosforilazione dei nucleosidi. Di contro, questa proteina rappresenta anche uno svantaggio per il virus, essendo particolarmente sensibile ai farmaci antivirali.

7.8. Virus della varicella

La varicella è una malattia esantematica benigna dell'infanzia, altamente contagiosa ed epidemica, la cui trasmissione avviene attraverso la via aerea e, una volta formatisi gli anticorpi specifici, determina un'immunità di tipo permanente. I lattanti possiedono una parziale immunità al virus per circa 6 mesi dopo la nascita, tale protezione viene acquisita durante la gravidanza grazie alla trasmissione al feto, per via transplacentare, degli anticorpi contro il virus della varicella da madre immunizzata.

La manifestazione tipica osservabile di questa malattia è il rash cutaneo vescicolare esteso al corpo, alla testa e alle estremità, la cui durata è di circa 7-10 giorni. Trascorso questo periodo i sintomi regrediscono e l'esantema viene sostituito con la formazione di croste che rappresentano la fine della contagiosità della malattia. Le vescicole, se non vengono grattate, guariscono senza lasciare esiti cicatriziali nella cute. Le macchie che rimangono sulla cute a seguito della caduta delle croste non sono contagiose e scompaiono dopo circa una ventina di giorni.

L'Herpes zoster è una malattia causata dal virus della varicella-zoster che, dopo aver causato l'infezione da varicella, rimane latente nei gangli delle radici spinali e dei nervi cranici fino a quando non viene riattivato e di solito colpisce le persone con più di 50 anni, con deficit immunitario, particolarmente stressate e fragili.

7.8.2 L'epidemiologia

Il virus è altamente contagioso e nel 90% dei casi le persone contraggono il virus all'interno delle mura domestiche, perché nei luoghi chiusi è più facile avere un contatto di lunga durata e ripetuto con familiari infetti. Nel 90% dei casi sono colpiti i bambini con età compresa tra i 5 e i 10 anni (l'infezione nel periodo pre-scolare è rara), con un maggiore picco durante il periodo che va dall'inverno alla primavera. La malattia si trasmette principalmente per via aerea, attraverso le goccioline di saliva disperse con starnuti e colpi di tosse emessi dalla persona infetta, oppure direttamente con il contatto con le secrezioni delle vescicole cutanee. I pazienti sono contagiosi sia prima sia durante i sintomi, in particolare la contagiosità inizia 24-48 h prima della formazione delle vescicole e finisce dopo circa 6 giorni, quando le vescicole si seccano formando croste non contagiose. Negli adulti la varicella causa dei segni più scuri sulla pelle e cicatrici molto più evidenti rispetto a quelle provocate nei soggetti più giovani. Il 10-20% delle persone che hanno contratto la varicella presenta, in età avanzata, una riattivazione del virus che rimane latente all'interno dei gangli delle radici spinali e dei nervi cranici, provocando, come già accennato, l'Herpes zoster. Lo zoster può rappresentare una sorgente d'infezione della varicella in persone non immuni come ad esempio i bambini.

7.8.3 La patogenesi

Il virus trasmesso attraverso le vie aeree arriva nella sede di infezione primaria, cioè nella mucosa respiratoria e nei linfonodi regionali, iniziando la sua attività di replicazione. Successivamente si diffonde nel sangue determinando la cosiddetta viremia primaria. Per mezzo del torrente circolatorio il virus raggiunge altri organi, come il fegato, la milza e i linfonodi, dove prosegue la sua attività di replicazione. Dopo circa 11-13 giorni l'elevata carica virale, generata dagli organi raggiunti dal virus, determina una seconda viremia, essendo immessa nel sangue un'ingente quantità di virus. La viremia secondaria permette la diffusione del virus alla cute e alle mucose, provocando la comparsa di un rash maculo-papulare. Le macule, dopo poche ore, si trasformano in papule e poi in vescicole molto pruriginose, rotondeggianti od ovolari, a contenuto limpido e sieroso su sfondo eritematoso, che rappresentano un segno patognomonico della varicella. Infine le vescicole diventano dapprima pustole a contenuto purulento e torbido e, successivamente, croste destinate a cadere. I sintomi sistemici e la febbre sono presenti in concomitanza con il rash cutaneo.

Il virus della varicella-zoster rimane latente nelle radici dei gangli dorsali e dei nervi cranici e, durante la riattivazione, lo zoster migra dai gangli nervosi alla cute. I due elementi principali di protezione del sistema immunitario, che vengono attivati dall'organismo durante l'infezione da Herpes zoster, sono gli anticorpi e l'immunità cellulo-mediata. Gli anticorpi permettono la limitazione della diffusione della viremia, mentre l'immunità cellulo-mediata limita la progressione e determina la risoluzione della malattia. In assenza della ICM il virus causa maggiori disseminazioni, coinvolgendo in particolare polmoni, fegato e cervello.

7.8.4 La sintomatologia

La varicella può essere asintomatica o sintomatica e in quest'ultimo caso la malattia, prima di presentare i propri sintomi, attraversa un periodo di asintomaticità, detto incubazione, della durata di circa 3 settimane (dai 13 ai 17 giorni), seguito dalla manifestazione di vescicole pruriginose associate ai sintomi prodromi quali:

- febbre lieve o moderata;

- malessere generale;

- cefalea;

- artromialgie;

- inappetenza, nausea;

- astenia.

Le lesioni cutanee hanno il cosiddetto effetto "a cielo stellato" e tale presentazione è causata dalla loro completa asincronicità, ovvero ogni lesione si trova in uno stadio evolutivo diverso dalle altre. Se non sono presenti i sintomi prodromici la prima cosa che viene osservata è la presenza di piccole papule, sul torace e sull'addome (soprattutto sulla parte superiore del tronco), che si diffondono, con il passare del tempo, sulla testa, sul viso e sugli arti, fino a interessare il cuoio capelluto (linfoadenopatie dolenti nella parte cervicale posteriore e nella zona occipitale) e la mucosa orale. Il prurito è un sintomo prodromico della varicella che compare durante la trasformazione delle papule in vescicole e tale sensazione è dovuta ad una prima sollecitazione del virus nelle terminazioni nervose. Meno frequentemente, le vescicole si formano nelle piante dei piedi, nei palmi delle mani, all'interno della bocca (orofaringe) e delle alte vie aeree o nella zona genitale (mucosa rettale e vaginale). La contagiosità inizia 24-48 h prima della comparsa delle lesioni cutanee, il picco si colloca durante i primi stadi dell'eruzione cutanea e termina dopo 4-5 giorni, con l'inizio della fase crostosa (in tale periodo infatti la persona non è più contagiosa).

La sintomatologia è più grave negli adulti, con una maggiore diffusione cutanea e una febbre più duratura, inoltre nel 20-30% dei casi si può verificare l'insorgenza di polmoniti interstiziali.

Nell'Herpes zoster i sintomi sono:

- dolore acuto nelle aree innervate che precede la comparsa di lesioni (nevralgia pre-erpetica). Il dolore provocato dall'infezione compromette anche il riposo della persona;

- rash cutaneo: lesioni della cute limitate ai dermatomeri. Le lesioni tipiche sono maculo-papulari su base eritematosa e vescicolare. La forma caratteristica è a grappolo e l'area maggiormente colpita è il torace.

7.8.5 Le complicanze

Le complicanze sono rare nei bambini sani, al contrario sono più frequenti negli adolescenti, negli adulti e negli immunodepressi. Le complicanze più diffuse, dovute alla varicella, sono:

- L'infezione batterica delle vescicole cutanee (streptococchi, stafilococchi);

- La glomerulonefrite;

- L'infezione disseminata (polmoni, apparato digerente e SNC);

- La polmonite (complicanza più comune);

- L'atassia cerebellare post-infettiva acuta (complicanza neurologica più comune);

- La miocardite;

- L'artrite;

- L'epatite;

- La trombocitopenia;

- L'encefalite con interessamento del cervelletto (rara, ma pericolosa, con una frequenza di 1-2 casi ogni 1000 persone).

La complicanza più comune dello zoster è la nevralgia post-erpetica che persiste per mesi o addirittura anni dopo la fine della malattia e si verifica nel 30% dei pazienti infetti con età maggiore di 65 anni.

7.8.6 Le infezioni durante la gravidanza

Le donne affette da varicella durante la gravidanza possono trasmettere la malattia al feto attraverso la placenta (per via verticale). Questo può avere diverse conseguenze, come ad esempio il parto prematuro, il ritardo di crescita intrauterino, le malformazioni fetali, l'aborto e la morte intrauterina. Se la donna viene infettata durante la prima metà della gravidanza (tra la 20-esima e la 28-esima settimana di gravidanza) può manifestarsi, nell'1% dei casi, la cosiddetta varicella congenita. Questa è caratterizzata dalle seguenti anomalie:

- a livello cutaneo: lesioni cicatriziali con distribuzione dermatomerica o ipopigmentazione; negli arti: ipoplasia degli arti superiori e inferiori;

- a livello oculare: alterazioni della cornea, cataratta, corioretinite o microftalmia;

- a livello neurologico e cerebrale: danni al midollo spinale, deficit sensitivi e motori, anisocoria, assenza dei riflessi tendinei profondi, la sindrome di Horner (colpisce un lato del viso, causando la caduta della palpebra, la riduzione della pupilla e la diminuzione della sudorazione), le calcificazioni cerebrali, la microcefalia e le convulsioni.

Anomalie uditive, cardiache, vescicali e dello sfintere anale sono meno frequenti.

Possiamo definire varicella neonatale l'affezione contratta dalla madre dopo la 36-esima settimana di gravidanza. Durante la varicella neonatale i feti hanno il 50% di probabilità di acquisire l'infezione e, statisticamente, nel 20-30% dei casi i neonati presentano, dopo la nascita, i sintomi tipici della varicella.

La varicella ha di solito un decorso benigno se viene contratta molto tempo prima del parto, poiché i neonati, attraverso la placenta, riescono ad acquisire nel tempo l'immunità dalla madre. Le conseguenze per il neonato possono essere molti gravi se la varicella colpisce la madre 7 giorni prima del parto oppure se viene contratta dal neonato stesso, entro 7 giorni dalla nascita. Infatti i neonati, a causa della mancanza di anticorpi protettivi materni e dell'immaturità del loro sistema immunitario, hanno un elevato rischio sia di contrarre la malattia sia di incorrere in complicanze, come ad esempio la polmonite, che nel 20-30% dei casi, in assenza di terapia, può determinare la morte del neonato. I neonati sottopeso o prematuri, nati prima della 28-esima settimana di gestazione, hanno un maggiore rischio di manifestare una forma grave di varicella.

7.8.7 La diagnosi

La diagnosi è clinica e si effettua con la rilevazione dei segni e sintomi prodromici caratteristici della varicella. Raramente sono eseguiti ulteriori esami, ma in condizioni particolari può essere necessaria una diagnosi di conferma. Quest'ultima prevede l'utilizzo dello striscio di Tzanck o l'immunofluorescenza diretta per l'analisi del contenuto delle vescicole (amplificazione e identificazione dell'antigene virale all'interno di colture) e la ricerca delle immunoglobuline IgM e IgG attraverso i test sierologici. Le immunoglobuline IgM sono indicative della risposta all'infezione acuta, mentre le IgG sono legate alla cosiddetta memoria immunitaria, cioè rappresentano l'immunità instaurata a seguito di un contatto con l'antigene in un'infezione virale pregressa. Per effettuare la diagnosi di varicella fetale durante il periodo prenatale è consigliata l'esecuzione di un'ecografia dopo 5 settimane dall'infezione materna, in modo da evidenziare la presenza di eventuali anomalie fetali causate dal virus della varicella-zoster. Un altro esame per diagnosticare la varicella fetale è il metodo della PCR che amplifica il DNA virale presente all'interno del liquido amniotico prelevato con l'amniocentesi. Si tratta però di un esame rischioso che può portare ad aborto spontaneo.

7.8.8 La prognosi

La prognosi è generalmente buona per i bambini e grave per i maschi adulti, per le donne in gravidanza non immunizzate e per le persone immunodepresse (sottoposte ad esempio a chemioterapia o a terapia steroidea). Le sequele della varicella sono le lesioni cutanee causate dalla rottura prematura delle vescicole ad opera di grattamenti o di preparati antiprurito eccessivamente aggressivi, mentre quelle dell'Herpes zoster sono le nevralgie post-erpetiche, che possono presentarsi per molto tempo e non risolversi mai completamente.

7.8.9 La prevenzione

Le persone affette da varicella devono essere isolate per prevenire la diffusione. L'isolamento deve durare almeno una settimana per i casi più lievi e due settimane per le forme più aggressive. Quando la persona non ha più febbre e tosse per un periodo continuativo di 60-72 h il malato adulto può uscire di casa (se è un bambino deve rimanere a casa per almeno 5 giorni dalla comparsa delle prime vescicole), ma deve prestare notevole attenzione a non rompere le vescicole perché sono molto contagiose, coprendole, in caso di necessità, con cerotti o garze. Le stanze in cui si trova il malato devono essere dapprima disinfettate con il vapore, per evitare la dispersione del virus nell'aria, per poi essere arieggiate adeguatamente. I soggetti a elevato rischio (non immuni alla varicella) esposti a persone malate devono eseguire un'immunoprofilassi passiva con immunoglobuline per via intramuscolo.

Esistono tre tipi di vaccino per la prevenzione del virus varicella-zoster:

- vaccino anti-varicella;

- vaccino combinato MPRV;

- vaccino per Herpes zoster.

Il primo vaccino è stato creato negli USA nel 1974, a partire dal ceppo attenuato Oka, e prevede due dosi, con una distanza di circa 5 anni tra la prima a 13-15 mesi di vita e la seconda, di richiamo, a 6 anni. In Italia il vaccino è diventato obbligatorio a partire dal 1997, è sicuro e ben tollerato dai pazienti e la sua efficacia è del 95% per le forme di varicella moderate e gravi e del 70-85% per quelle lievi. Nei bambini non immuni la vaccinazione eseguita entro 72 h e non oltre 120 h dall'esposizione al virus permette di prevenire e modificare significativamente l'andamento della malattia.

Le controindicazioni al vaccino sono riferite a:

- persone che hanno avuto reazioni allergiche gravi durante la prima vaccinazione contro la varicella o che sono sensibili ai componenti del vaccino;

- persone con deficit del sistema immunitario;

- pazienti con una malattia conclamata acuta moderata o grave;

- donne in gravidanza o che vogliono provare ad avere figli entro un mese dalla vaccinazione;

- persone sottoposte a terapia con alte dosi di corticosteroidi sistemici;

- bambini sottoposti a terapia con aspirina.

La profilassi post-esposizione prevede la somministrazione, per via intramuscolo, di immunoglobuline anti-varicella-zoster. E' indicata per le persone con leucemia, malattie debilitanti gravi, immunodeficienza, per le donne in gravidanza suscettibili, per i neonati con madre che ha contratto la varicella 5 giorni prima del parto o 2 giorni dopo e per i neonati con nascita prima della 28-esima settimana di gestazione ed esposti ad un potenziale fonte di contagio non materna, anche se la madre è immune. Infine, la profilassi post-esposizione è consigliata anche a operatori sanitari e pazienti non immuni esposti a potenziali fonti di contagio.

7.8.10 La terapia

Nelle forme non complicate la terapia è orientata alla riduzione dei sintomi, con l'utilizzo di antipiretici per ridurre la febbre (paracetamolo) e di antistaminici, creme antiprurito, borotalco, preparati lenitivi o impacchi umidi da mettere sulle lesioni cutanee, per ridurre la sensazione pruriginosa. Sono consigliati una corretta igiene intima, lavaggi frequenti delle mani e il mantenimento di un'adeguata lunghezza delle unghie, tale da non provocare lesioni conseguenti al grattamento della cute, anche se quest'ultimo dovrebbe essere, in ogni caso, evitato. In caso di rottura delle vescicole si consiglia la loro pulizia con garze sterili imbevute di sostanze antisettiche, con successivo uso di cerotti o altri tipi di medicazioni idonee. I pazienti immunodepressi e le persone sane con elevato rischio di contrarre una forma grave o moderata di malattia o che hanno instaurato complicanze gravi da varicella, come la polmonite o l'encefalite, sono generalmente trattati con farmaci antivirali come l'aciclovir, il famciclovir o il valaciclovir. Non è possibile somministrare la terapia ai bambini con varicella in corso. In caso di sovrainfezione batterica vengono prescritti antibiotici che non devono essere sovrapposti agli antivirali. La somministrazione di immunoglobuline specifiche anti-VZV (VZIG) nelle persone a rischio non immuni permette la prevenzione e la riduzione di gravità e mortalità della varicella. Nelle donne in gravidanza non immuni si somministrano le VZIG entro 72-96 h dall'esposizione al virus, per ridurre il rischio di infezione fetale (il 50% dei neonati presentano comunque sintomi della malattia). La somministrazione di immunoglobuline non è raccomandata come terapia di routine.

La terapia dell'Herpes zoster prevede la vaccinazione dei soggetti con età maggiore di 50 anni con una pregressa storia di varicella o precedenti casi di Herpes zoster. La somministrazione del vaccino permette la riduzione della gravità e delle recidive della sintomatologia nel paziente a rischio.

7.9 Virus dell'HIV

7.9.1 La descrizione del virus

Il virus dell'immunodeficienza umana (HIV, dall'inglese Human Immunodeficiency Virus) causa un'infezione che, se non prontamente trattata, progredisce in una malattia del sistema immunitario, mortale, chiamata sindrome dell'immunodeficienza acquisita (AIDS, dall'inglese Acquired Immune Deficiency Syndrome). L'HIV è un virus a singolo filamento di RNA a polarità positiva, appartenente alla famiglia Retroviridae, sottofamiglia Orthoretrovirinae, specie Human Immunodeficiency virus 1 o HIV-1 e Human Immunodeficiency virus 2 o HIV-28 e genere Lentivirus.

Esistono due tipi principali di virus HIV: l'HIV-1 e l'HIV-2, dove il primo è ulteriormente suddiviso in tre gruppi: M (detto "principale" in italiano e "Main" in inglese), N (detto "non M e non O" in italiano e "Non" in inglese) e O (detto "eccezione" in italiano e "Outlier" in inglese). Il gruppo M è il maggior responsabile dell'insorgenza dell'HIV ed è ulteriormente suddivisibile in sottotipi, mentre i gruppi N e O non sono ulteriormente suddivisibili in sottotipi e sono più rari.

L'AIDS è una malattia del sistema immunitario causata dal virus dell'HIV, la sua manifestazione è sintomo di un aggravamento delle condizioni cliniche della persona che presenta una seria compromissione delle difese immunitarie e risulta più soggetta a infezioni opportunistiche e allo sviluppo di tumori.

7.9.2 La particella virale

Il virione rappresenta la particella virale matura e ha una forma sferica di diametro 80-120 nm, con un rivestimento esterno, il pericapside o envelope. Il materiale genetico del virione è composto da due filamenti singoli di RNA identici, a polarità positiva. I filamenti singoli di RNA sono collegati a due proteine basiche rispettivamente di 7 kDa (p7) e 9 kDa (p9). La trascrittasi inversa (composta da due subunità p51 e p66) converte l'RNA virale, quando penetra all'interno della cellula ospite, in DNA virale a doppio filamento. In seguito l'enzima integrasi (p32) inserisce il DNA virale all'interno del DNA della cellula che sta infettando in modo tale da mascherare la presenza del virus. Dopo la trascrizione le proteine virali, a causa della loro conformazione, non sono funzionanti, è necessario l'intervento della proteasi (p11) per modellare la struttura delle proteine virali, conferendogli una forma in grado di farle funzionare sotto forma di enzimi e proteine strutturali. Il complesso formato dall'RNA, dalla p7, dalla p9, dagli enzimi della trascrittasi inversa, dalla proteasi e dall'integrasi è contenuto al centro della particella virale, all'interno di una struttura chiamata core, costituita dalla proteina p24. Tra il nucleo e il pericapside è presente materiale elettrondenso, costituito dalla proteina virale p17, che ha la capacità di interagisce con la membrana della cellula ospite permettendo la liberazione dei nuovi virus attraverso il processo di gemmazione. Una volta che il virus si è integrato con il genoma della cellula ospite si hanno due possibilità: il virus può divenire latente oppure può replicarsi immediatamente. Nel primo caso il virus non si manifesta per un lungo periodo di tempo (della durata di mesi o addirittura anni), facendo apparire la cellula come se non fosse infetta. Nel secondo caso invece il virus produce nuovi virioni completi di genoma a RNA e proteine virali, i quali, per infettare altre cellule e iniziare nuovi cicli di replicazione, escono dalla cellula ospite attraverso il meccanismo della gemmazione. L'envelope presenta due recettori glicoproteici, il gp120 e il gp41. Il primo ha due funzioni, quella di identificare le cellule umane dove potersi replicare e quella di attaccarsi ai recettori delle cellule bersaglio. Il recettore gp41, detto anche "proteina di fusione", inizia l'attività di fusione della membrana virale con la membrana della cellula bersaglio, subito dopo l'agganciamento della gp120 al recettore di quest'ultima.

7.9.3 La storia dell'HIV

Il virus dell'HIV si è diffuso dalle scimmie alla popolazione umana circa cento anni fa, epoca in cui, in lontane regioni dell'Africa sub-sahariana, si sono differenziati i virus HIV-1 (con i tre principali gruppi M, O e N) e l'HIV-2 rispettivamente dal SIV cpz (dall'inglese Simian Immunodeficiency Virus, dove cpz sta per scimmia pan troglodytes troglodytes) e da SIV sm (dall'inglese dooty mangabeys). La prima documentata evidenza di infezione da HIV deriva dal sangue di un soggetto africano, proveniente dal Congo, prelevato nel 1959.

Tra le date più significative associate all'infezione da HIV possiamo annoverare le seguenti:

- 1959: Primo caso in Congo di infezione da HIV-1;

- 1969: Robert R. fu la prima vittima confermata del virus HIV in USA;

- 1978: Presenza di casi isolati di sindrome da immunodeficienza negli USA, ad Haiti e in Africa;

- 1980: Alcuni casi di persone negli USA, precisamente over 60 omosessuali con sarcoma di Kaposi e rare polmoniti causate dal protozoo Pneumocystis carinii, che di solito colpiva le persone immunodepresse o i neonati prematuri;

- 1981: Il centro per la prevenzione e il controllo delle malattie (CDC) di Atlanta crea una task force per la ricerca di casi con infezioni opportunistiche o sarcoma di Kaposi;

- 1982: La malattia colpisce gli emofiliaci sottoposti a continue trasfusioni. Il CDC definisce la nuova malattia con il termine AIDS;

- 1983: Si considera il contagio dell'AIDS non soltanto attraverso i rapporti sessuali tra soggetti omosessuali, ma anche con le trasfusioni di sangue, l'inoculo di droghe per via endovenosa e il passaggio dell'infezione dalla madre al feto (per via transplacentare);

- 1983-1984: Nel 1983 il virologo francese Luc Montagnier isola il virus responsabile dell'AIDS e lo invia al CDC di Atlanta. Nel 1984 il CDC dichiara l'avvenuta identificazione del virus, che acquisisce il nome di Virus umano della leucemia a cellule T di tipo III o Htlv-III;

- 1985: Prima conferenza internazionale sull'AIDS ad Atlanta, sponsorizzata dall'Organizzazione Mondiale della Sanità (WHO, dall'inglese World Health Organization) volta alla prevenzione della diffusione della malattia;

- 1987: Inizio del trattamento antiretrovirale con azitotimidina (AZT);

- 1992: La terapia contro l'HIV prevede, oltre all'azitotimidina, l'aggiunta di un secondo farmaco;

- 1997: Inizio della terapia HAART (dall'inglese Highly Active AntiRetroviral Therapy). Questo tipo di terapia prevede l'aggiunta di un ulteriore farmaco (combinazione di tre farmaci) rispetto a quella del 1992.

7.9.4 Cenni sulla famiglia dei retrovirus

I retrovirus utilizzano una DNA polimerasi RNA-dipendente o trascrittasi inversa (RT, dall'inglese Reverse Transcriptase) per convertire, durante la fase della replicazione virale, il genoma a RNA in genoma a DNA. Il meccanismo della trascrittasi inversa, essenziale per la replicazione dei retrovirus come l'HIV, fu scoperto nel 1970 da David Baltimore e Howard Temin. Quanto osservato dai due scopritori, cioè che l'informazione genetica poteva essere trasferita dall'RNA al DNA, scosse completamente il dogma che affermava la monodirezionalità del passaggio dell'informazione genetica da DNA a RNA. Nel 1975 a Baltimore, Temin e Dulbecco venne conferito il premio Nobel per la medicina.

I retrovirus appartengono alla famiglia Retroviridae e si suddividono in 3 grandi sottofamiglie:

- Oncovirinae B, C e D. Un esempio di Oncovirinae B è il virus del tumore mammario del topo (MMTV, dall'inglese Mouse Mammary Tumor Virus), Un esempio di Oncovirinae C è il virus linfotropico umano T o Human T-cell Lymphotropic Virus, in particolare quelli di tipo I, II e V, HTLV-I, HTLV-II e HTLV-V. L'HTLV-I è associato a leucemie e linfomi a cellule T e alla paraparesi spastica tropicale o mielopatia associata a HTLV-I, mentre l'HTLV-II provoca leucemie a cellule capellute e paraparesi spastica;

- Lentivirinae (HIV-1 e HIV-2);

- Spumavirinae (virus schiumoso umano o Human Foamy Virus, HFV).

7.9.5 Il genoma dell'HIV-1

Le sequenze geniche contenute nell'RNA virale possono essere disposte in più schemi di lettura aperti detti, in inglese, "open reading frame".

I geni strutturali presenti nel genoma dell'HIV necessari per la replicazione sono tre: il Gag (dall'inglese Group-specific antigen), il Pol (dall'inglese Polymerase) e l'Env (dall'inglese Envelope). Di seguito ne riportiamo le principali caratteristiche:

- Il gene Gag codifica per le proteine del core: capside (p24), nucleocapside (p9, p7) e matrice (p17);

- Il gene Pol codifica per gli enzimi virali: trascrittasi inversa e RNasi-H (eterodimeri costituiti da due subunità: p51 e p66), integrasi (p32) e proteasi (p11);

- Il gene Env codifica per le proteine dell'envelope (gp120 e gp41).

Nel genoma dell'HIV sono presenti delle regioni che, durante la replicazione virale, non codificano per nessuna proteina e, tra queste, figurano i due LTR (dall'inglese Long Terminal Repeat) situati alle estremità 5' e 3'. Gli LTR partecipano all'integrazione del DNA virale con il DNA della cellula ospite, in particolare l'estremità 5' funge da promotore della trascrizione (presenza di una sequenza TATA box) mentre il 3' ha il compito di terminare la trascrizione. All'interno degli LTR sono presenti elementi regolatori dell'espressione genica, regioni di legame per fattori sia cellulari che virali e regioni che incrementano o riducono la trascrizione del genoma.

L'HIV-1, oltre ai 3 geni strutturali, presenta i seguenti 7 geni accessori che regolano la sintesi proteica e il ciclo virale:

1. Vif (dall'inglese Virion infectivity factor): promuove l'assemblaggio e la maturazione dei virioni;

2. Vpu (dall'inglese Viral protein U): riduce l'espressione del CD4 sulla superficie cellulare e aumenta il rilascio

dei virioni;

3. Vpx (dall'inglese Viral protein X, presente nell'HIV-2): trasporta il cDNA nel nucleo;

4. Vpr (dall'inglese Viral protein R): trasporta il cDNA nel nucleo. Questa proteina è verosimilmente associata alla riattivazione del virus durante un'infezione latente;

5. Tat (dall'inglese Trans-activator of transcription): transattivatore della traduzione di geni virali e cellulari;

6. Rev (dall'inglese Regulator of virion expression): regola il trasporto di mRNA virale dal nucleo al citoplasma della cellula infettata;

7. Nef (dall'inglese Negative regulatory factor): riduce l'espressione di CD4 e MHC-I sulle cellule e permette di mantenere elevati livelli virali in circolo.

Le proteine codificate dal genoma di HIV-1 sono:

Proteine strutturali

- Gag (p24, p17, p9, p7):
  - p24: major capsid protein;
  - p17: myristylated capsid protein;
  - p9: RNA-binding nucleocapsid protein;
  - p7: RNA-binding nucleocapsid protein.

- Pol (p11, p66 e p51, p32):
  - p11: protease;
  - p66/51: reverse transcriptase;
  - p32: integrase.
- Env (gp120, gp41):
  - gp120: envelope glycoprotein (external);
  - gp41: envelope glycoprotein (transmembrane).

Proteine accessorie

- Vif (p23);
- Vpu (p16);
- Vpr (p15);
- Nef (p27-35).

Proteine regolatorie

- Tat (p14-15);
- Rev (p13).

7.9.6 L'epidemiologia

L'Africa subsahariana è lo stato con il maggior numero di morti causati dall'infezione da HIV, dove i soggetti più colpiti sono stati le donne, mentre il Sud Africa è la regione con più contagi, seguita da Nigeria e India. Anche gli USA, l'Europa dell'Est e l'Asia centrale sono regioni particolarmente colpite dal virus HIV, in particolare la terza detiene il record sulla rapidità di diffusione del virus.

La trasmissione del virus avviene tramite lo scambio di fluidi corporei infetti. Le maggiori sorgenti di contagio sono:

- rapporti sessuali con persone infette (dal contatto con sangue, sperma e liquidi vaginali infetti);

- trasfusioni di sangue, plasma o fattori della coagulazione infetti;

- oggetti taglienti o effetti personali contaminati;

- siringhe o aghi contaminati da sangue infetto.

In gravidanza il virus può essere trasmesso dalla madre infetta al feto in modo diretto, nella cosiddetta infezione verticale, durante il parto, con il passaggio attraverso il canale cervicale oppure durante l'allattamento. Il pericolo di infezione aumenta con la frequenza di comportamenti a rischio, come ad esempio cambiamenti frequenti di partner sessuale o scambio di siringhe tra tossicodipendenti. Non è mai stata dimostrata l'esistenza di rischi di contaminazione nei contatti sociali, nell'utilizzo di servizi igienici, nella frequentazione di piscine o nell'uso di spogliatoi. Il virus non è trasmissibile per via aerea (starnuti, goccioline di saliva o colpi di tosse), per contatti casuali (strette di mano), tramite i seguenti liquidi biologici: lacrime, urina, feci, sudore, muco, saliva o a seguito di contatti con animali, punture d'insetto o zanzare. Non è altresì dimostrata la trasmissione attraverso la condivisione di lenzuola, asciugamani o stoviglie.

Gli operatori sanitari hanno un rischio medio dello 0.3% di contrarre il virus dell'HIV a seguito di esposizione accidentale a sangue infetto e dello 0.09% dopo esposizione muco-cutanea. Il pericolo aumenta per particolari categorie, ad esempio per gli infermieri che entrano in contatto più frequentemente con sangue e fluidi corporei di pazienti.

7.9.7 L'ingresso del virus

La proteina gp120, presente sulla membrana esterna del virus, riconosce determinati recettori presenti sulle cellule bersaglio. Di solito le cellule bersaglio dell'HIV sono le cellule umane con $CD4^+$, di cui sono particolarmente ricchi i linfociti T helper. Altri bersagli del virus, che presentano sulla membrana le CD4 (anche se in quantità inferiore rispetto ai linfociti T helper), sono:

- i monociti del sangue;

- le cellule follicolari dendritiche dei follicoli linfatici di milza, linfonodi e tessuto linfoide associato alle mucose;

- le cellule cromaffini delle pareti intestinali;

- i linfociti T $CD8^+$;

- i linfociti B;

- i macrofagi alveolari dei polmoni;

- l'endotelio vascolare;

- i precursori delle cellule ematiche;

- le cellule della microglia nel SNC.

E' importante ricordare che i monociti e i macrofagi sono un serbatoio naturale virale e rappresentano un veicolo del virus. Il virus, per legarsi alla cellula bersaglio, ha bisogno di un secondo recettore oltre al $CD4^+$, il CXCR4, presente nei linfociti T, o il CCR5, presente nei macrofagi. Una volta che la proteina gp120 si è legata con i recettori $CD4^+$ e CXCR4 o CCR5 (corecettori), essa subisce una modificazione strutturale e di posizione, permettendo l'esposizione della gp41 che fonde la membrana virale con quella cellulare. Le funzioni principali dei linfociti T $CD4^+$ sono due: il riconoscimento degli agenti estranei potenzialmente patogeni e l'attivazione dei sistemi di difesa specifici per il tipo di infezione in atto. Quando è presente un'infezione da

HIV non è l'infezione in sé a essere lesiva per la persona, ma la fuoriuscita del virus per gemmazione che determina la morte dei linfociti T CD4$^+$, perforando la membrana cellulare. Questo si traduce in molteplici infezioni che si disseminano nel tempo in tutto l'organismo e determinano insorgenza di tumori dovuti alla progressiva riduzione delle difese immunitarie (riduzione del numero dei linfociti T CD4$^+$).

7.9.8 Il ciclo vitale

Il ciclo vitale dell'HIV, partendo dal legame con la cellula ospite fino alla diffusione del virus, è sintetizzabile in 9 momenti:

1. Legame o Attacco: i virioni, attraverso i recettori di membrana, si legano alle CD4 e ai recettori delle chemochine;

2. Fusione: la membrana virale si fonde con la membrana cellulare;

3. Svestimento: il virus, una volta all'interno della cellula ospite, si libera del capside, rilasciando il suo genoma nel citoplasma della cellula;

4. Trascrittasi inversa: l'RNA virale viene convertito, tramite la trascrittasi inversa, in DNA virale a doppio filamento (il virus a DNA prende il nome di Provirus);

5. Integrazione del genoma: il Provirus si integra al DNA cellulare mediante l'enzima integrasi, codificata dal virus e dai co-fattori dell'ospite. L'integrasi crea un'apertura lungo la catena del DNA cellulare, permettendo al Provirus di inserirsi all'interno di quella sezione;

6. Replicazione del genoma: il Provirus utilizza come modello per la riproduzione del genoma l'RNA del virus;

7. Sintesi proteica: le cellule usano l'RNA dell'HIV come modello per sintetizzare le proteine;

8. Scissione proteica: l'enzima proteasi taglia le lunghe catene proteiche in frammenti di opportuna lunghezza;

9. Assemblaggio del virus e diffusione: le nuove particelle virali fuoriescono, per gemmazione, dalle cellule infette e si allontanano per infettarne delle altre.

7.9.9 La replicazione

La fase della replicazione con la trascrittasi inversa inizia dopo che sono avvenuti il legame tra la proteina dell'envelope virale gp120, il recettore CD4 e il correttore CCR5 (recettore delle chemochine), la fusione della membrana virale con la membrana cellulare e lo svestimento del virus dal mantello, con conseguente rilascio del genoma nel citoplasma. La Trascrittasi Inversa (RT, dall'inglese Reverse Transcription), o DNA-polimerasi RNA-dipendente, utilizza il tRNA del virione come primer e sintetizza, in direzione da 5' a 3', un filamento di DNA a polarità negativa a partire dallo stampo di RNA virale. Attraverso l'azione della ribonucleasi H (RNasi H) si ha la degradazione dei filamenti ibridi di DNA-RNA. La RT sintetizza la molecola di DNA a polarità positiva, completando il doppio filamento di DNA virale complementare (cDNA). Durante la sintesi del DNA si formano, alle estremità, le sequenze LTR che contengono promotori e sequenze enhancer per la regolazione della trascrizione, oltre alle sequenze necessarie per l'integrazione. Durante la sua attività, la RT commette facilmente degli errori che rendono geneticamente instabile il virus. Il cDNA a doppio filamento migra nel nucleo della cellula, integrandosi al genoma della cellula ospite mediante l'enzima integrasi. Una volta integrato, il DNA virale viene trascritto come un gene cellulare a opera dell'RNA polimerasi II della cellula ospite, a seguito di stimolazioni da parte di antigeni, citochine (IL-6 e TNF-α) o infezioni da parte di altri virus. Le proteine tradotte dagli mRNA vengono sintetizzate sotto forma di poliproteine per poi essere processate nelle proteine funzionali, mentre gli mRNA che hanno una lunghezza uguale a quella del genoma formeranno il genoma dei nuovi virioni. L'espressione dei geni virali avviene in due fasi, la fase precoce, che prevede la trascrizione del genoma e permette la produzione di mRNA contenente le sequenze dei geni regolatori (Tat, Rev) e la fase tardiva, in cui i geni strutturali sintetizzati (Gag, Pol e Env) vengono trasportati nel citoplasma dove sono sottoposti a uno splicing e, successivamente, vengono tradotti in proteine. La proteina Rev blocca i multisplicing e consente il trasporto di RNA-genomici e mRNA per proteine strutturali e enzimatiche (proteasi) nel citoplasma. A sintesi completata, due molecole di tRNA genomico si associano alle proteine strutturali e regolatorie per formare le particelle virali (virioni). Successivamente, attraverso la gemmazione dei virioni neoformati, le particelle virali vengono dotate di un rivestimento lipoproteico (envelope) e, attraverso la proteasi, avviene il taglio delle poliproteine Gag, Pol e Env che determina la maturazione del virione e la conseguente acquisizione della capacità infettiva. Per colpire il virus dell'HIV uno dei bersagli dei farmaci antivirali è proprio l'enzima proteasi.

Il virus, una volta trascritto e integrato nel DNA della cellula ospite, può replicarsi subito (come descritto sopra), oppure rimanere latente (inattivo) per un periodo di tempo, non manifestando alcun tipo di sintomatologia nel soggetto infettato, se non a seguito della riattivazione. Il virus riattivato riprende il ciclo replicativo da dove si era fermato fino alla creazione di virioni completi che, uscendo per gemmazione dalla cellula ospite, iniziano a infettare un numero sempre maggiore di cellule provviste di CD4 sulla membrana. I virus, una volta usciti dalla cellula infettata, entrano nel torrente circolatorio, dove la maggior parte di essi viene distrutta dalla risposta immunitaria della persona. Una frazione di particelle virali rimane in vita e riesce a infettare e distruggere nuove cellule con recettori CD4. La riduzione di queste cellule aumenta la virulenza e la concentrazione del virus all'interno del sangue e dei liquidi biologici corporei, determinando, nel soggetto infetto, l'insorgenza dell'AIDS.

Il meccanismo di replicazione dell'HIV si basa sulle seguenti fasi:

- Sintesi di DNA virale per trascrittasi inversa dell'RNA virale attraverso la RT, detta anche DNA polimerasi RNA-dipendente;

- Degradazione dell'RNA ad opera della RNasi H;

- Sintesi del secondo filamento di DNA a partire dal primo;

- Migrazione del cDNA nel nucleo della cellula ospite;

- Integrazione (scissione del DNA ospite e DNA virale in un punto preciso e inserimento nel genoma del DNA complementare);

- Latenza (1/1000 linfociti CD4$^+$ esprime RNA virale; 1/100 linfociti CD4$^+$ esprime DNA virale);

- Slatentizzazione del virus (replica virale);

- Trascrizione e processazione dell'RNA;

- Sintesi proteica;

- Taglio (proteasi) e glicosilazione delle proteine;

- Assemblaggio del virus;

- Rilascio del virus;

- Maturazione.

I virus sono soggetti al rischio di mutazioni, infatti, come già accennato, durante i cicli replicativi possono avvenire degli errori che producono virus diversi, più o meno marcatamente, da quello originale. La maggior parte delle copie diverse, create durante la replicazione, tende a scomparire, tuttavia, in alcuni casi, accade che la trasformazione subìta rappresenti una condizione vantaggiosa per il virus, ad esempio perché lo rende più resistente ai farmaci o al sistema anticorpale dell'ospite.

7.9.10 La patogenesi e l'immunità

Il legame del virus con la cellula ospite inizia con l'attacco della gp120 e della gp41 al recettore cellulare CD4 e al corecettore. I corecettori si distinguono in CCR5 e CXCR4, i primi sono presenti sulla membrana esterna di molte cellule, soprattuto della linea monocito-macrofagica (infettata da ceppi di HIV meno aggressivi, detti HIV-NSI, dall'inglese Non-Syncytium Inducing), mentre i CXCR4 si trovano sulle cellule con $CD4^+$ (colpite spesso dai ceppi virali più aggressivi, detti HIV-SI, dall'inglese Syncitium Inducing). Di solito nella fase iniziale la gp120 si lega ai CD4 e al corecettore CCR5 delle cellule della linea monocito-macrofagica. Si parla, in questo caso, di virus M-tropico o R5 tropico. In seguito la gp120 si lega ai CD4 e al corecettore CXCR4 dei linfociti T naïve o helper virus T tropico. In quest'ultimo caso il ceppo virale è più aggressivo e di solito è presente durante la progressione della malattia.

Alcuni studi evidenziano la presenza di "difetti" nel corecettore CCR5 in un piccolo gruppo di pazienti con infezione da HIV non malati, non sottoposti a terapia antiretrovirale e con livelli di linfociti T $CD4^+$ mantenuti all'interno di un range di normalità per un lungo periodo di tempo (LTNP, dall'inglese Long-Term Non-Progressors). Tali difetti conferiscono, in alcuni casi, un'immunità nei confronti dell'HIV. L'alterazione del gene che codifica il correttore CCR5 (delta 32), ereditata da entrambi i genitori, sembra conferire alla prole una resistenza all'infezione da HIV.

Il virus può causare, in base alla densità dei recettori CD4, due differenti conseguenze:

1. un'infezione litica nei linfociti T $CD4^+$ (alta densità di CD4);

2. un'infezione persistente nelle cellule della linea macrofagica, nelle cellule dendritiche, nei linfonodi, nel cervello, nelle gonadi e nelle cellule T $CD4^+$ "della memoria" (bassa densità di CD4).

Durante la fusione della membrana virale con quella cellulare il virus crea dei sincizi nelle cellule che esprimono un elevato numero di CD4 (solitamente i linfociti T $CD4^+$) e tale fenomeno permette al virus di infettare contemporaneamente più cellule sane, determinandone successivamente la morte. Il virus altera inoltre la funzione di molte cellule immunitarie, soprattutto dei linfociti T e dei macrofagi, causando delle ripercussioni sulla capacità di difesa dell'organismo.

L'HIV riesce a sfuggire al sistema immunitario grazie ai seguenti fattori:

- l'inattivazione di elementi chiave quando il virus infetta i linfociti e i macrofagi, in particolare l'inattivazione delle cellule T helper $CD4^+$ che blocca la DTH;

- l'elevata mutabilità del virus;

- la variabilità antigenica della gp120 facilita l'evasione delle risposte anticorpali;

- la glicosilazione della gp120.

7.9.11 La clinica dell'infezione

Se non adeguatamente e prontamente trattata l'infezione da HIV evolve nell'AIDS che porta alla morte del soggetto. Prima della manifestazione della malattia, il virus dell'HIV attraversa cinque stadi: l'infezione acuta, la latenza clinica, la linfoadenopatia sistemica, il complesso AIDS-correlato e la malattia conclamata (AIDS), caratterizzata dalla manifestazione delle infezione opportunistiche. Il trattamento antivirale eseguito nell'ultimo stadio non determina la guarigione della malattia, bensì la sua regressione. Per valutare l'avanzamento dell'infezione vengono valutati la quantità di linfociti T $CD4^+$ e la carica virale (quantità di copie del virus per millilitro di sangue). In base a queste due quantità si possono distinguere:

1. Infezione acuta: con una rapida e massiccia replicazione virale (milioni di copie di RNA virale per millilitro), della durata di circa 3-6 mesi, con una conta dei linfociti T $CD4^+$ inferiore a 1000/mm3;

2. Latenza clinica: di solito con una durata compresa tra 1 e 10 anni. La difesa immunitaria impedisce la mani-

festazione del virus, ma la replicazione virale continua, soprattutto all'interno dei tessuti linfatici, determinando un loro progressivo deterioramento. I linfociti diventano sempre meno capaci di rimpiazzare quelli distrutti dal sistema immunitario;

3. Linfoadenopatia sistemica (LAS, dall'inglese lymphadenopathy syndrome) o PGL (dall'inglese persistent generalized limphoadenopathy): caratterizzata da un ingrossamento dei linfonodi fino almeno a 1 cm di diametro e dall'assenza di particolari sintomi clinici. La conta dei linfociti T $CD4^+$ si riduce a 600/mm3;

4. Complesso AIDS-correlato (ARC, dall'inglese AIDS-relatex complex): caratterizzato da una conta dei linfociti T $CD4^+$ inferiore a 400/mm3, dalla manifestazione di diversi sintomi clinici, come diarrea, febbre, astenia e calo ponderale, e da alcune alterazioni nei risultati di laboratorio, come ad esempio leucopenia, anemia, linfopenia assoluta, trombocitopenia o riduzione dei linfociti T $CD4^+$. Durante l'ARC si manifestano condizioni quali condilomatosi genitale, leucoplachia orale villosa, Herpes-Zoster multidermatomerico oppure infezioni da candida orale o faringea;

5. AIDS conclamato: caratterizzato da una conta dei linfociti T $CD4^+$ inferiore a 150-200/mm3.

7.9.12 I sintomi

I sintomi tipici durante la LAS sono:

- simil-influenzali e simil-mononucleosici;

- linfoadenopatia che coinvolge due stazioni linfonodali extra-inguinali presente da almeno 3 mesi.

I sintomi, presenti per un tempo superiore a 3 mesi, correlati a LAS sono:

- sudorazione notturna;

- linfoadenopatia;

- calo ponderale superiore al 10%;

- febbre;

- diarrea;

- affaticamento, astenia, anergia;

- diminuizione dei linfociti T-helper;

- aumento delle globuline sieriche;

- leucopenia;

- anemia.

I sintomi tipici presenti durante l'ARC che si manifestano dopo un periodo di incubazione di 3-6 settimane sono:

- sudorazione notturna;

- linfoadenopatia;

- calo ponderale;

- febbre;

- diarrea;

- astenia;

- disordini immunologici;

- disappetenza;

- piastrinopenia.

In particolare gli ultimi tre sintomi sono specifici dello stadio ARC.

Il quadro clinico dell'AIDS è caratterizzato dalla presenza di uno o più infezioni opportunistiche e dall'insorgenza di neoplasie, associate alla riduzione progressiva delle difese immunitarie dell'ospite. I sintomi associati a questa malattia sono:

- encefalopatie: la TAC di pazienti con HIV mostra encefalopatie (emisferi cerebrali raggrinziti);

- sindrome di indebolimento;

- malessere generale;

- diarrea cronica;

- perdita di peso;

- tosse persistente;

- febbre;

- lesioni cutanee;

- lesioni della mucosa orale e malattie periodontali: candidosi (eritematosa, pseudomembranosa), leucoplakia orale, sarcoma di Kaposi, linfoma non-Hodgkin (LNH), gengivite eritematosa, gengivite necrotizzante ulcerativa, periodontite necrotizzante ulcerativa;

- sudorazione notturna;

- linfonodi cervicali ingrossati (linfoadenopatia);

- riduzione dei linfociti T $CD4^+$.

La malattia da immunodeficienza è spesso colpita da infezioni opportunistiche che possiamo contraddistinguere, in base al tipo di microrganismo, in:

- virali: CMV (Cytomegalovirus), Leucoencefalopatia Multifocale progressiva (PML, dall'inglese Progressive Multifocal Leukoencephalopathy), HSV (Herpes Simplex Virus) o EBV (Epstein-Barr Virus) con leucoplakia orale capelluta;

- batteriche: setticemia da salmonella, infezioni piogeniche, MAC (Mycobacterium Avium Complex);

- funginee: Coccioidomicosi, Criptococcosi (meningite criptococcica), Histoplasmosi o esofagite da Candida;

- protozoarie: criptosporidiosi con diarrea, toxoplasmosi orale o isosporiasi con diarrea.

Tra le infezioni opportunistiche più comuni in corso di AIDS sono presenti:

- polmonite da Pneumocystis jirovecii;

- toxoplasmosi cerebrale;

- meningite criptococcica;

- candidosi;

- infezioni da Herpesvirus;

- malattie diarroiche.

I tumori che generalmente colpiscono la persona affetta da AIDS sono:

- sarcoma di Kaposi;

- linfoma non-Hodgkin.

L'AIDS, oltre alle manifestazioni caratteristiche tipiche della malattia, alla presenza di infezioni opportunistiche e di tumori, causa una demenza con diminuzione delle funzioni sia motorie che cognitive.

7.9.13 Classificazioni

In figura 7.9.1 riportiamo la revisione del sistema di classificazione dell'infezione da HIV e dell'AIDS per adolescenti e adulti.

Categorie suddivise per numero di linfociti CD4+	A Infezione acuta da HIV, infezione asintomatica, PGL	B Infezione sintomatica, condizione non (A)-non (C)*	C Condizioni indicative di AIDS**
>500/mm³	A1	B1	C1
200-499/mm³	A2	B2	C2
<200/mm³	A3	B3	C3

Figura 7.9.1: Revisione del sistema di classificazione.

(*) Le condizioni cliniche inserite nella categoria B sono:

- Candidosi orofaringea;

- Sintomi costituzionali (febbre superiore a 38.5°C o diarrea persistente per più di un mese);

- Leucoplachia orale villosa;

- Herpes zoster multimetamerico o ricorrente;

- Porpora troimbocitopenica idiopatica;

- Angiomatosi bacillare;

- Neuropatia periferica;

- Candidosi vaginale ricorrente;

- Displasia cervicale o carcinoma in situ della cervice;

- Malattia infiammatoria pelvica.

(**) Le infezioni opportunistiche maggiori sono:

- Polmoniti da Pneumocystis jirovecii;

- Tubercolosi polmonare ed extrapolmonare;

- Toxoplasmosi cerebrale;

- Encefalopatia da HIV;

- Infezioni da CMV;

- Micobatteriosi extrapolmonare da M. avium (MAC) e M. kansasii;

- Candidosi esofagea, tracheale o bronchiale;

- Polmoniti batteriche ricorrenti;

- Cachessia da HIV (wasting syndrome);

- Leucoencefalopatia multifocale progressiva;

- Criptococcosi extrapolmonare;

- Criptosporidiosi intestinale cronica (>1 mese);

- Sarcoma di Kaposi;

- Linfoma primitivo cerebrale;

- Linfoma non-Hodgkin a cellule B.

7.9.14 Le diagnosi di laboratorio

Il test per la diagnosi di infezione da HIV vengono eseguiti per:

- identificare i soggetti infetti in modo tale da poter iniziare una terapia antivirale;

- identificare i portatori che possono trasmettere l'infezione ad altri individui (donatori di sangue e organi, donne in gravidanza e partner sessuali);

- seguire il decorso della malattia e confermare la diagnosi di AIDS;

- valutare l'efficacia della terapia.

I test di screening e di conferma della sieropositività per l'HIV

Per identificare un paziente sieropositivo è necessario effettuare il test di screening ELISA, che ricerca l'antigene p24 dopo 2-4 settimane dal contagio (marker precoce di infezione). Se l'esito del test è positivo vengono ricercati, dopo due mesi e sempre con lo stesso test, gli anticorpi anti-p24 e, in caso di positività, vengono eseguiti test di conferma per escludere l'eventuale presenza di falsi positivi. I test usati spesso per la conferma della sieropositività sono il RIBA (dall'inglese Recombinant ImmunoBlot Assay) e la Western Blot. In Italia i test di screening non consentono di distinguere l'infezione da HIV-1 da quella da HIV-2 e si deve ricorrere ai test di conferma WB/IB (Western o Immuno-Blot). I CDC (dall'inglese Centers for Disease Control) definiscono un test di conferma WB/IB positivo, negativo o indeterminato, sulla base di determinati criteri. Si definisce un risultato positivo quando è presente una reattività per almeno due tra le seguenti bande: p24, gp41, gp120/160. Al contrario, i test che non presentano alcuna banda reattiva sono considerati negativi e i due risultati ottenuti dal test ELISA, effettuati prima del test di conferma, possono essere considerati dei falsi positivi. In quest'ultimo caso è comunque opportuno ripetere il test di conferma con un secondo prelievo, per escludere una successiva sieroconversione. Il risultato viene invece considerato indeterminato quando il test ha una o più bande reattive che non rientrano nel criterio di positività sopra citato.

Il test RT-PCR e la PCR

Il test RT-PCR non viene utilizzato per la diagnosi di infezione da HIV, ma per rilevare la quantità di virus presente nel plasma in una persona con infezione da HIV già accertata. Questo test è utile anche per verificare l'andamento dell'infezione e la risposta alla terapia antiretrovirale. La sensibilità di questo test è di 20 copie per ml.

Il test PCR permette di rilevare il virus HIV integrato in forma di Provirus o presente nel citoplasma della cellula ospite. Questa metodica risulta molto utile per effettuare la diagnosi di infezione da HIV nel neonato o di infezione acuta da HIV oppure per confermare il risultato di un test WB con esito indeterminato. La sensibilità di questo test, per quanto riguarda il DNA provirale di HIV-1, è di 1-10 copie per ml.

Il monitoraggio dei $CD4^+$ e del rapporto CD4/CD8

Per misurare la funzionalità del sistema immunitario vengono eseguiti esami diagnostici di routine che prevedono la valutazione del numero dei linfociti T $CD4^+$ (il numero dei CD4 di solito scende quando è in corso una malattia o un'infezione) e il rapporto tra CD4 e CD8 (linfociti T suppressor) che, nei soggetti normali, è compreso tra 1 e 2, mentre nei soggetti infetti è inferiore a 1. Nelle persone con HIV il numero dei $CD4^+$ è di solito più basso, mentre il valore dei CD8 tende ad aumentare. Recentemente le percentuali dei $CD8^+$ e dei $CD38^+$ vengono utilizzate come marker per la valutazione della progressione dell'AIDS. La valutazione dell'HIV-RNA, insieme alla rilevazione dei CD4, è utile per la pianificazione dei follow-up trimestrali o semestrali dei sieropositivi o per il monitoraggio della terapia HAART.

I test rapidi per la diagnosi di HIV-1 e HIV-2

La diagnosi di infezione da HIV può essere effettuata tramite test rapidi eseguiti su una goccia di sangue o sul fluido orale (saliva). Nel primo caso la goccia di sangue viene prelevata tramite la punzione di un dito, mentre nel secondo caso la saliva viene estratta con un apposito tampone in gomma. I test forniscono il loro risultato in pochi minuti, tuttavia sono da considerare test di primo screening, ovvero, in caso di risultato dubbio o positivo, è necessario effettuare ulteriori accertamenti.

7.9.15 La prevenzione

Lo strumento più importante per ridurre il rischio di contrazione della malattia è la prevenzione. Gli elementi principali della prevenzione sono l'educazione sanitaria e l'informazione, che orientano sul corretto comportamento sessuale, promuovendo uno stile di vita non ambiguo, con relazioni monogame o esclusive e sull'utilizzo del preservativo sia per rapporti penetrativi che orali. La terapia antiretrovirale viene usata a scopo preventivo, mentre i vaccini per prevenire o trattare la malattia non sono ancora disponibili (attualmente si trovano in fase di trials clinici). Le trasfusioni di sangue, le inseminazioni e i trapianti d'organo devono essere sottoposti a screening prima di poter essere utilizzati, perché possono rappresentare un potenziale veicolo di contagio del virus. Eventuali siringhe utilizzate devono avere un ago sterile e devono essere monouso e si deve evitare di condividere gli utensili taglienti.

7.9.16 La terapia HAART

La terapia antiretrovirale altamente attiva (HAART, dall'inglese Highly Active AntiRetroviral Therapy) è stata introdotta in Italia nel 1996 e ha provocato un aumento delle aspettative di vita del paziente sieropositivo. La terapia inizia è indicata quando:

- i linfociti $CD4^+$ scendono al di sotto di 350 per mm3;

- la concentrazione plasmatica dell'HIV-RNA aumenta al di sopra di 100000 copie per ml;

- sono presenti i segni clinici della malattia riconducibili a infezione da HIV.

La terapia non prevede un solo farmaco, ma uno schema terapeutico in cui vengono combinati più farmaci, che di solito comprende un analogo nucleosidico inibitore della RT (NRTI), un analogo non-nucleosidico della trascrittasi inversa (NNRTI) e un inibitore della proteasi (PI).

Esempi di schemi tipici utilizzati nella terapia HAART sono:

- AZT + Indinavir + 3TC;
- AZT + Ritonavir + 3TC;
- AZT + Nelfinavir + 3TC;
- AZT + Neviparina + ddI;
- Indinavir + Neviparina + 3TC.

Alcuni esempi di farmaci analoghi nucleosidici della RT sono:

- Abacavir;
- Didanosina;
- Emtricitabina;
- Lamivudina;
- Stavudina;
- Tenofovir;

- Zalcitabina;

- Zidovudina.

Alcuni esempi di farmaci analoghi non-nucleosidici della RT sono:

- Delavirdina;

- Efavirenz;

- Etravirina;

- Nevirapina.

Gli inibitori dell'ingresso proteggono le cellule T $CD4^+$ dell'organismo impedendo al virus HIV di entrare. I farmaci che agiscono con questa modalità d'azione sono:

- Enfurvirtide (Fuzeon);

- Maraviroc e Vicriviroc (inibitori del co-recettore CCR5);

- inibitori del co-recettore CXCR4;

- inibitori CD4 solubile.

Gli inibitori della integrasi bloccano l'enzima integrasi (che ha lo scopo di inserire il DNA virale all'interno del DNA umano) permettendo la riduzione della replicazione virale e, di conseguenza, riducono la diffusione dell'infezione. I farmaci più utilizzati in questo caso sono:

- Raltegravir;

- Elvitegravir;

- Dolutegravir.

Gli inibitori della proteasi impediscono la scissione delle lunghe catene polipeptidiche nei piccoli frammenti utilizzati per la creazione delle nuove copie di particelle virali mature. Le catene polipeptidiche che fuoriescono dalla membrana cellulare della cellula infetta sono difettive, perché non hanno subìto gli appositi tagli che gli conferiscono la capacità di infettare nuove cellule. Tutto questo si traduce in un blocco della replicazione e della diffusione virale. Alcuni esempi di farmaci utilizzati per inibire l'enzima proteasi sono:

- Amprenavir;

- Atazanavir;

- Darunavir;

- Indinavir;

- Lopinavir;

- Nelfinavir;

- Ritornavir (farmaco "booster");

- Saquinavir;

- Tipranavir.

7.10 Virus dell'epatite A

7.10.1 La descrizione del virus

Il virus dell'epatite A o HAV causa un'infezione acuta del fegato, generalmente non mortale, ma particolarmente insidiosa per le persone anziane o deboli. L'HAV è un virus a singolo filamento di RNA, lineare e a polarità positiva, privo di envelope, appartenente alla famiglia Picornaviridae, ordine Picornavirales, genere Hepatovirus e specie Hepatitis A virus. L'HAV è resistente a detergenti e solventi, all'essiccamento, all'acqua salata e dolce, agli acidi e alle alte temperature (a 60°C resiste per circa un'ora, mentre a 100°C resiste per circa cinque minuti). Il capside dell'HAV è icosaedrico, ha un diametro di 27 nm ed è composto da quattro proteine strutturali chiamate rispettivamente VP1, VP2, VP3 e VP4. Queste proteine, nel loro complesso, formano il cosiddetto protomero che, assieme ad altri quattro protomeri, formano un pentamero. La parte centrale del pentamero è costituita da cinque VP1 che sono separate dai restanti polipeptidi (VP2, VP3, VP4) dei quattro protomeri da una fessura. Il filamento di RNA è costituito da due estremità: la 5' e la 3', dove alla 5' è legata la proteina VPg, mentre alla 3' è presente una poliadenilazione.

7.10.2 Il ciclo vitale del virus

L'HAV si lega al recettore presente sulla superficie degli epatociti e l'attacco e la penetrazione all'interno delle cellule del fegato avviene attraverso la creazione di un "canyon" formato dalle proteine del capside. Queste proteine permettono il rilascio della VP4 e, attraverso il canyon, il genoma del virus viene introdotto all'interno dell'epatocita. L'RNA virale, una volta all'interno della cellula bersaglio, si associa ai ribosomi attraverso un'ansa e viene tradotto in un polipeptide tagliato da una proteasi virale. Successivamente la RNA-polimerasi RNA-dipendente virale trascrive l'RNA a polarità positiva in un mRNA a polarità negativa e, da quest'ultimo, viene sintetizzato RNA a polarità positiva virale. L'RNA virale compete con l'mRNA della cellula ospite per utilizzare i ribosomi e questo determina l'impossibilità della cellula ospite di effettuare traduzioni. Le proteine VPs si assemblano per formare il capside che, successivamente, viene riempito dall'RNA virale a replicazione completata, cioè quando il virione è completo. Quest'ultimo viene infine rilasciato dagli epatociti per esocitosi (non è citolitico), instaurando un'infezione persistente.

7.10.3 La patogenesi

L'infezione non manifesta subito i suoi sintomi, ma presenta un periodo di incubazione di circa 30 giorni. Nel frattempo il virus infetta gli epatociti, replicandosi lentamente all'interno del fegato. Il percorso del virus all'interno dell'organismo umano inizia dall'orofaringe, con l'ingestione acqua o cibi infetti, prosegue nelle cellule epiteliali intestinali, entra nel sangue e raggiunge il fegato, attaccando gli epatociti o le cellule di Kupffer. Dopo essersi attaccato alle cellule epatiche, il virus si replica al loro interno, viene rilasciato per esocitosi nella bile e, infine, viene eliminato con le feci. La presenza del virus nelle feci è riscontrabile già dieci giorni prima dei sintomi. La presenza del virus innesca il meccanismo della risposta immunitaria, i cui principali protagonisti sono:

- gli Interferoni;

- i linfociti NK e CTL che inducono l'apoptosi delle cellule epatiche infette;

- le IgG e le IgM;

- il sistema del complemento.

Il danno epatico non è associato all'azione citolitica del virus, cioè alla dissoluzione della cellula, ma è causato dall'azione degli anticorpi e dei linfociti T citotossici o

CTL (Cytotoxic T Lymphocytes) che rispondono all'infezione. Infatti, a differenza degli altri Picornavirus, l'HAV fuoriesce dalla cellula per esocitosi.

7.10.4 L'epidemiologia

L'infezione da HAV avviene di solito dopo l'ingestione di acqua o cibi infetti, mentre raramente è associata a trasmissione parenterale o sessuale. Il contagio avviene più frequentemente durante l'autunno e l'inverno. La malattia è frequente nei paesi in via di sviluppo, dove le generali condizioni igieniche sono molto scarse. I fattori di rischio sono l'assunzione di acqua o cibi contaminati e il recarsi in paesi in cui l'HAV è una malattia endemica. La persona con HAV ha una buona prognosi, infatti la malattia non cronicizza e l'infezione evolve solo in rari casi in epatite fulminante.

7.10.5 La clinica

Nella maggior parte dei casi l'infezione è subclinica con:

- aumento delle transaminasi ALT e AST;

- aumento della gamma GT;

- aumento della fosfatasi alcalina (ALP);

- riduzione del tempo di protrombina (PT);

- iperbilirubinemia;

- epatomegalia (aumento della dimensione del fegato);

- splenomegalia, nel 20% dei casi.

I sintomi, se presenti, sono visibili dopo circa 30 giorni dall'infezioni e si contraddistinguono in base all'età del soggetto colpito. In genere i bambini sono asintomatici, mentre gli adulti presentano, nel 70-80% dei casi, ittero (colorazione giallastra) cutaneo e sclerale.

Nei bambini non asintomatici le manifestazioni tipiche sono:

- ittero, nel 10% dei casi;

- prurito (nella fase itterica);

- febbre;

- nausea;

- vomito;

- diarrea (manifestazione prevalente);

- urina ipercromica (scura);

- feci ipocoliche (chiare);

- dolori addominali.

Negli adulti le manifestazioni tipiche sono:

- ittero (nel 70-80% dei casi);

- prurito;

- febbre moderata;

- urina ipercromica;

- feci ipocoliche (chiare);

- dolori addominali;

- malessere generale;

- inappetenza;

- sensazione di affaticamento;

- cefalea;

- tosse

- faringite;

- fotofobia;

- dolori articolari e muscolari.

7.10.6 La diagnosi

La diagnosi è prevalentemente clinica, mentre per una conferma è necessario effettuare la ricerca di antigeni virali nel sangue o nelle feci della persona con sospetta infezione, attraverso l'utilizzo del test ELISA o del test RIA (dall'inglese Radio-Immuno Assay). Gli esami del sangue rilevano elevati livelli di AST e ALT, causati dal danneggiamento degli epatociti da parte del virus. La diagnosi sierologica si avvale di test che ricercano, nel siero del paziente, la presenza di anticorpi contro un determinato antigene. Per quanto riguarda l'HAV, nella fase acuta della malattia il test riscontra la presenza delle IgM anti-HAV, mentre nella fase più avanzata individua le IgG anti-HAV. La presenza di alti titoli di IgG nel siero del paziente affetto da HAV è indicativo della presenza di infezione in atto, mentre le IgG indicano un'infezione pregressa a cui ha fatto seguito una specifica risposta immunitaria. Dopo la produzione di anticorpi specifici contro gli antigeni, la persona diviene immune e non può essere più infettata dal virus dell'epatite A.

7.10.7 La prevenzione

L'adozione di misure generali, come il controllo di acqua e cibo e il lavaggio frequente delle mani, permettono la riduzione del rischio di contrazione del virus. Il rispetto di opportune misure igieniche durante la preparazione del cibo è un altro importante fattore di prevenzione del contagio. Non è raccomandato il consumo di frutti di mare crudi o l'assunzione di acqua da sorgenti non potabili, è invece raccomandato lavare accuratamente le verdure prima di mangiarle e lavare e sbucciare la frutta prima di consumarla. L'immunizzazione passiva è un importante strumento di profilassi, infatti la somministrazione delle immunoglobuline umane specifiche (gammaglobuline), entro 14 giorni dal contatto con persone HAV positive, permette una notevole riduzione del rischio di contagio. La vaccinazione con virus inattivato viene usata come profilassi nei confronti di soggetti che sono più a rischio di contrarre l'infezione da HAV, a causa del loro lavoro, delle loro precarie condizioni di salute (ad esempio se presentano epatopatie croniche virali) o perché si recano, per turismo, in aree endemiche.

7.10.8 La terapia

Attualmente non esiste un trattamento specifico per l'HAV. La terapia sintomatica di supporto prevede il riposo a letto, l'assunzione di una dieta bilanciata, un'adeguata idratazione e l'astensione dal consumo di alcolici e cibi fritti o insaccati. Possono essere somministrati, al bisogno, farmaci cortisonici e vitamina B o C.

7.11 Virus dell'epatite B

7.11.1 La descrizione del virus

Il virus dell'epatite B o HBV causa una malattia infettiva detta epatite B. Questo tipo di infezione ha uno stretto tropismo tissutale per il fegato, cioè colpisce prevalentemente (ma non esclusivamente) il fegato. Generalmente la sua forma acuta non è mortale e di solito la guarigione avviene in un breve lasso di tempo, al contrario la cronicizzazione dell'infezione può causare la morte del soggetto a seguito di complicanze a lungo termine, come cirrosi epatica o carcinoma epatico. L'HBV è un virus appartenente alla famiglia Hepadnaviridae e al genere Orthohepadnavirus a DNA circolare parzialmente bicatenario, perché non è presente un tratto delle catene nucleosidiche. Il virus si replica nella cellula ospite (epatocita) attraverso la trascrittasi inversa (è un retrovirus a DNA) e il virione maturo generato a seguito del meccanismo replicativo diffonde poi l'infezione immettendosi nel sangue. Il virione, cioè la particella virale matura infettante è chiamata particella di Dane, ha una forma sferica con un diametro di 42 nm e un capside icosaedrico rivestito (envelope). Le particelle virali presenti nel siero possono avere tre forme diverse, tutte con lo stesso antigene di superficie HBsAg. La più numerosa è la forma sferica di diametro 22 nm, quella meno numerosa è la forma filamentosa di diametro 22 nm, con una lunghezza variabile tra 50 nm e 250 nm (aggregati di molte particelle sferiche), mentre la forma meno comune è quella della particella di Dane. Il genoma contiene quattro geni:

- il gene S: codifica per l'antigene di superficie (HBsAg);

- il gene C: codifica la proteina del core (HBcAg) dalla cui proteolisi deriva HBeAg;

- il gene P: codifica una DNA-polimerasi (utilizzata anche nella trascrittasi inversa);

- il gene X: codifica una proteina associata allo sviluppo del tumore del fegato.

La struttura antigenica e i marcatori virali dell'epatite B sono:

- l'HBsAg: antigene di superficie, chiamato anche antigene Australia, che rappresenta la presenza dell'infezione da HBV. Le persone con HBsAg sono considerate dei soggetti in grado di infettarne altri;

- l'HBcAg: antigene del core presente nella particella di Dane. L'HBcAg viene riscontrato soltanto nel tessuto epatico e non nel sangue;

- l'HBeAg: il più piccolo antigene non corpuscolato del core virale. La presenza di HBeAg indica un'attiva replicazione virale durante la fase iniziale dell'epatite acuta. Si può osservare anche nel portatore cronico attivo durante l'infezione cronica;

- l'HBV-DNA: genoma del virus, la cui rilevazione indica la presenza di attività virale.

Gli anticorpi che vengono prodotti dal sistema immunitario durante l'infezione da HBV sono:

- l'anticorpo HBcAb-IgM: agisce contro il core virale e viene prodotto durante l'infezione acuta o nella riacutizzazione in corso di infezione cronica. La rilevazione di questo anticorpo indica la presenza di infezione in corso nell'organismo e non implica una protezione contro il virus;

- l'anticorpo HBcAb-IgG: permane nell'organismo per tutta la vita e viene prodotto contro il core virale dopo il contatto con il virus, a prescindere dal fatto che l'infezione sia stata debellata o meno;

- l'anticorpo HBsAb: agisce contro l'antigene di superficie (HBsAg) ed è prodotto dai linfociti B dell'organismo dopo la vaccinazione o la guarigione dall'infezione. La presenza di questo anticorpo è indice di un'immunizzazione;

- l'anticorpo HBeAb: agisce contro il più piccolo antigene del core, ma non può impedire la cronicizzazione dell'infezione. Questo anticorpo è presente nell'epatite acuta in fase di risoluzione e nello stato di portatore cronico attivo o inattivo.

7.11.2 La storia dell'HBV

Nel 1885 è avvenuta la prima epidemia di HBV a seguito della contaminazione di vaccini contro il vaiolo. Successivamente, nel 1909, diversi focolai del virus sono insorti a seguito dell'utilizzo di aghi ipodermici infetti utilizzati per il trattamento della sifilide. Soltanto nel 1965, grazie a Baruch Samuel Blumberg, venne identificato nel sangue di australiani aborigeni il virus dell'epatite B attraverso la rilevazione dell'Ag Australia o HBsAg. Nel 1970, grazie al microscopio elettronico, venne osservato per la prima volta il virus, mentre nel decennio successivo avvennero il sequenziamento completo del genoma e i primi test vaccinali.

7.11.3 L'immunopatogenesi

Il virione si lega alla cellula ospite attraverso gli antigeni di superficie, successivamente viene interiorizzato per endocitosi e, una volta all'interno della cellula, inizia la sua replicazione. La cellula ospite che viene infettata dal virus è solitamente un epatocita, ma può essere anche una cellula extraepatica. Nel primo caso l'infezione causa alterazioni funzionali epatiche, mentre nel secondo determina l'insorgenza di malattie extraepatiche come la poliarterite nodosa e la glomerulonefrite membranosa. In questo tipo di infezione la risposta immunitaria ha un duplice ruolo: determina l'eliminazione del virus e, contemporaneamente, è anche causa del danno epatocellulare, soprattutto a opera dei linfociti T CD8 citotossici.

7.11.4 L'epidemiologia

Il virus dell'HBV causa ogni anno numerose epidemie ed endemie, colpendo circa un quarto della popolazione mondiale. In base alla prevalenza all'interno di una specifica area geografica distinguiamo:

- aree a bassa prevalenza: Europa occidentale e Stati Uniti, dove viene contratto principalmente a causa di rapporti sessuali non protetti e a causa dell'utilizzo di aghi infetti durante l'assunzione di droghe per via endovenosa;

- aree a moderata prevalenza: Europa orientale, Russia e Giappone;

- aree a elevata prevalenza: Cina e Sud-est asiatico, dove la trasmissione avviene principalmente durante l'atto del parto, India e Indonesia.

Le principali vie di trasmissione del virus sono:

- la via parenterale (contatto con sangue infetto) tramite ferite infette, lesioni accidentali da aghi o taglienti precedentemente contaminati (come ad esempio durante le sessioni di agopuntura, durante la realizzazione di un tatuaggio o l'applicazione di un pircing), condivisione di siringhe tra tossicodipendenti con HBV e interventi chirurgici effettuati con strumenti non adeguatamente sterilizzati;

- la via transplacentare o perinatale (trasmissione verticale) tramite la trasmissione dell'HBV durante la gravidanza dalla madre infetta al feto o durante il parto, quando il feto attraversa il canale cervicale per essere espulso all'esterno. La trasmissione orizzontale del virus HBV avviene durante i primi anni di vita del neonato, a causa di persone infette che si trovano nello stesso ambiente;

- la via sessuale tramite la trasmissione del virus attraverso i fluidi corporei emessi durante i rapporti sessuali, come sperma e liquido vaginale. La promiscuità sessuale aumenta il rischio di insorgenza dell'infezione del 41% nei rapporti eterosessuali e del 9% in quelli omosessuali.

Il virus, all'interno dei liquidi biologici, si trova di solito a elevate concentrazioni nel sangue, nel siero e negli essudati, mentre la sua presenza è inferiore nel liquido seminale, nel fluido vaginale e nella saliva. Nei soggetti con elevata carica virale il virus è riscontrabile anche all'interno di urine, feci, sudore, lacrime e latte. Il virus sopravvive nell'ambiente esterno per circa sette giorni. Non esistono evidenze della trasmissione del virus attraverso semplici contatti tra persone, starnuti, colpi di tosse, baci o tramite la condivisione di posate. Negli adulti l'infezione da HBV guarisce nel 90% dei casi, con la scomparsa dell'antigene virale HBsAg e con la comparsa dell'anticorpo chiamato HBsAb. Il valore di soglia per l'immunità protettiva è rappresentato dalla presenza nel sangue di anticorpi HBsAb in quantità maggiori di 10 mUI/mL. Nei bambini l'infezione da HBV ha conseguenze peggiori rispetto all'adulto, infatti nel 90% non vi è guarigione, bensì cronicizzazione.

7.11.5 La clinica

L'infezione da HBV si distingue, in base al suo tempo di permanenza nell'organismo, in forma acuta e forma cronica. La prima è caratterizzata dalla presenza di un'epatite virale acuta sistemica che colpisce principalmente il fegato, può essere asintomatica, fulminante (nei casi più gravi) oppure può presentare i seguenti sintomi:

- malessere generale;

- ittero (aumenti della bilirubina nel sangue) e prurito;

- inappetenza;

- febbre lieve;

- nausea;

- vomito;

- mialgie;

- urine ipercromiche.

La forma acuta ha generalmente una buona prognosi, con l'inizio della guarigione dopo una o due settimane dalla contrazione dell'infezione. L'epatite fulminante è una forma grave associata, nel 90% dei casi, alla morte del soggetto colpito e, nell'1% dei casi, al trapianto di fegato. Questa forma è caratterizzata da:

- alterazioni dello stato mentale: sonnolenza e confusione mentale fino al coma;

- cambiamenti di personalità: aggressività e disinibizione;

- febbre;

- inversione del ritmo circadiano ("scambio del giorno con la notte");

- encefalopatia epatica, con i seguenti segni patognomonici: tremori (chiamati anche "flapping tremors"), fenomeno della troclea dentata e ipertonia muscolare;

- emorragie.

L'epatite acuta non si manifesta subito dopo l'infezione, ma si presenta dopo un periodo di incubazione di circa 60-180 giorni, durante il quale, nel 15% dei casi, possono manifestarsi rash cutaneo, artalgie e febbre. Successivamente si ha la fase pre-itterica (periodo prodromico) caratterizzata da:

- malessere generale (presente nel 95% dei casi);

- anoressia (presente nel 90% dei casi);

- astenia;

- artro-mialgie o artriti;

- cefalea;

- febbre o febbricola (presente nel 50% dei casi);

- nausea (presente nell'80% dei casi);

- vomito;

- disgusto per il fumo;

- orticaria.

Successivamente alla fase pre-itterica si ha quella itterica, caratterizzata da:

- ittero sclerale e cutaneo (colorazione giallastra di cute e sclere) con bilirubina maggiore di 2-3 mg/dL;

- prurito (presente nel 10% dei casi);

- urine ipercromiche;

- feci ipocoliche;

- dolore al quadrante superiore destro addominale (presente nel 60% dei casi);

- astenia;

- anoressia;

- segni di dispepsia (cattiva digestione);

- epatomegalia;

- splenomegalia;

- dolore alla palpazione del fegato, con consistenza più o meno ridotta e margini arrotondati.

L'ultima fase dell'epatite acuta è quella della guarigione, che inizia dopo 3-4 mesi dall'insorgenza dei primi sintomi. La presenza dell'antigene HBsAg (antigene di superficie dell'HBV) per un periodo di tempo superiore a sei mesi determina la diagnosi di epatite cronica. La cronicizzazione è rara nel soggetto adulto, mentre è molto frequente nel bambino (90% dei casi). Con il passare del tempo l'epatite cronica può evolvere in cirrosi epatica, in epatocarcinoma (l'HBV produce la proteina X che è cancerogena per il fegato) o in altre malattie extraepatiche. La presenza di patologie a carico del fegato preesistenti peggiorano il quadro clinico della persona affetta da HBV.

Lo stato di portatore inattivo di HBV è caratterizzato dalla presenza dell'antigene HBsAg per più di sei mesi e dall'assenza dell'antigene HBeAg, mentre l'HBV-DNA è non rilevabile (o a livelli molto bassi) e i livelli di ALT e AST sono pressoché normali. Il portatore inattivo ha inoltre una bassa carica virale nel sangue, un'infiammazione epatica minima e non è in grado di infettare altre persone. La prognosi è generalmente buona, ma esiste comunque il rischio di riattivazione del virus. A seguito della comparsa degli anticorpi HBeAb e dello spegnimento del processo epatitico, il sistema immunitario può produrre HBsAb contro l'antigene HBsAg, determinando, entro sei mesi, la guarigione dall'infezione oppure può innescare una mutazione del virus. Il virus mutato, detto mutante e-minus, determina il passaggio del soggetto da portatore inattivo a portatore attivo di epatite B cronica.

Lo stato di portatore cronico attivo di HBV è caratterizzato dalla presenza dell'antigene HBsAg per un periodo superiore a sei mesi, dall'assenza dell'anticorpo contro l'antigene di superficie del virus (HBsAb), dall'aumento di HBV-DNA nel sangue e di transaminasi (ALT sierico) e dall'infiammazione del fegato. Questa condizione, se non adeguatamente trattata, determina la progressione della patologia in cirrosi epatica e carcinoma del fegato (di solito dopo l'insorgenza della cirrosi epatica).

7.11.6 La diagnosi

Il sospetto di epatite acuta insorge quando si manifesta ittero, bilirubinuria (urine color marsala), feci acoliche o ipocromiche (le feci sono chiare per effetto del deficit della stercobilina), aumento delle transaminasi (ALT e AST) e alterazione della bilirubina sia diretta sia indiretta. Per avere una conferma dei sospetti e trasformare una presunzione in diagnosi è necessario eseguire il dosaggio dei marker virali specifici, attraverso test sierologici o del sangue alla ricerca degli antigeni virali e degli anticorpi prodotti dal sistema immunitario dell'ospite. Tra i marcatori dell'HBV quello più importante è l'antigene di superficie dell'epatite B (HBsAg), mentre altri marcatori di infezione sono l'HBeAb e l'HBcAb. Il marker di danno virus-indotto è l'HBcAb-IgM e quello di immunità è l'HBsAb. In alcuni casi all'inizio dell'infezione può non essere presente l'antigene HBsAg, al contrario può essere rilevato l'antigene HBcAg, di conseguenza l'unico marker sierologico che è in grado di esprimere la presenza dell'infezione in corso è l'HBcAb-IgM. La rilevazione nel sangue dell'antigene HBeAg indica la presenza di una replicazione virale molto elevata e una marcata infettività, al contrario l'eliminazione di HbeAb è indice di riduzione della replicazione virale. L'eliminazione dell'infezione e la conseguente guarigione è rappresentata dalla scomparsa degli antigeni HBsAg e dalla presenza degli anticorpi HBsAb e HBcAb-IgG. A seguito della vaccinazione o della guarigione, i test rilevano anticorpi HBsAb positivi e antigeni HBsAg negativi. L'amplificazione, mediante la tecnica PCR, permette di quantificare l'HBV-DNA, rilevando nel siero anche piccolissime quantità di DNA virale. I risultati del test permettono di valutare l'andamento della terapia antivirale e lo stato infettivo della persona. La presenza di un'elevata carica virale determina un accumulo negli epatociti di alcune componenti del virione che conferiscono al citoplasma un aspetto a vetro smerigliato e al nucleo un effetto sabbiato. Tale particolare aspetto morfologico viene osservato attraverso l'esame bioptico.

7.11.7 La prevenzione

La prevenzione dell'HBV è basata essenzialmente su:

- misure comportamentali: evitare comportamenti imprudenti e prevenire il rischio professionale. Alcuni esempi tra i comportamenti a rischio sono: i rapporti sessuali non protetti, l'utilizzo condiviso di oggetti taglienti e la condivisione di siringhe tra tossicodipendenti. In caso di infezione il paziente deve far effettuare il test sierologico per la ricerca dell'HBV ai familiari e ai partner sessuali per prevenire la potenziale diffusione del virus;

- immunoprofilassi passiva: viene utilizzata a scopo preventivo in alcune situazioni particolari, ad esempio per ridurre il rischio di trasmissione verticale da madre infetta a feto. In questo caso l'immunoprofilassi prevede la somministrazione entro 12 h dall'espletamento del parto di immunoglobuline e della prima dose di vaccino, seguita da un richiamo a 1-2 mesi dalla nascita e da un'ulteriore terza dose a 6 mesi. Un altro esempio è la somministrazione di immunoglobuline entro 48 h assieme a una dose di vaccino (con siringhe diverse e in sedi diverse) dopo rapporti sessuali non protetti o a seguito di puntura accidentale con aghi o taglienti nei soggetti non immunizzati. In quest'ultimo caso, dopo la somministrazione ed entro un mese, deve essere eseguito un test per la ricerca degli anticorpi HBsAb. L'immunoprofilassi deve essere eseguita anche nei pazienti con HBV conclamato dopo il trapianto epatico e nei pazienti in emodialisi. Inoltre l'immunoprofilassi passiva è raccomandata anche per garantire una protezione continua nei soggetti che non hanno ottenuto una risposta immunitaria a seguito della vaccinazione contro l'epatite B e che, a causa del loro lavoro, sono costantemente a rischio di contrazione dell'infezione da HBV;

- immunoprofilassi attiva: prevede la somministrazione del vaccino anti-HBV, divenuto una profilassi obbligatoria con la Legge n. 165 del 1991 che prevede l'obbligo di vaccinazione per i nuovi nati entro un anno di vita. Inizi"almente per la vaccinazione si faceva uso dell'HBsAg presente nel plasma dei pazienti infetti da HBV, fino al 1996, quando fu introdotto l'utilizzo della sintesi di DNA ricombinante. Questa sostituzione ha permesso di evitare l'insorgenza di infezioni da HBV causate dai plasma-derivati. Il vaccino creato geneticamente in laboratorio è in grado di stimolare le difese immunitarie dell'organismo senza far insorgere la malattia vera e propria. Il vaccino viene somministrato in tre dosi, al terzo, al quinto e all'undicesimo mese di vita. Esempi di vaccini utilizzati contro l'epatite B sono l'Engerix B e il Recombivax hb. Il vaccino conferisce una protezione contro l'infezione da HBV per circa ventidue anni dalla sua somministrazione.

7.11.8 La terapia

Non esiste una terapia specifica per il trattamento dell'epatite B acuta, ma solo una terapia di supporto, mentre per l'epatite B cronica il farmaco di prima scelta, per controllare l'infezione virale, è l'Interferone. Dopo l'assunzione dell'Interferone è necessario valutare l'efficacia del trattamento attraverso il monitoraggio dei livelli di HBV-DNA e delle transaminasi (AST e ALT). L'Interferone agisce creando una situazione di equilibrio tra la replicazione virale e la risposta immunitaria dell'ospite. La Lamivudina è un altro farmaco che viene utilizzato per il trattamento dell'epatite B cronica. Questo, a differenza dell'Interferone, non interferisce con la risposta immunitaria dell'ospite, ma agisce bloccando la sintesi dell'HBV-DNA. L'effetto collaterale di questo farmaco è la creazione potenziale di mutazioni del virus resistenti al farmaco stesso e l'insorgenza di peggioramenti dello stato di salute della persona infetta. L'Adefovir è un analogo nucleosidico che agisce sulla polimerasi virale per bloccare la replicazione virale. E' indicato nei pazienti con epatite cronica e con resistenza alla terapia con Lamivudina. Nel caso di epatite cronica con gravi insufficienze renali non è raccomandato l'Adefovir, ma il Tenofovir Alafenamide Fumarato (TAF).

7.12 Virus dell'epatite C

7.12.1 La descrizione del virus

Il virus dell'epatite C o HCV causa una malattia infettiva che colpisce principalmente il fegato. L'HCV è un virus a singolo filamento di RNA a polarità positiva, contenuto all'interno di un capside icosaedrico, con mantello e diametro di 50-70 nm e appartenente alla famiglia Flaviviridae, genere Hepacivirus, specie Hepatitis C virus. Questo tipo di virus è caratterizzato da una notevole variabilità della sequenza genomica, si ha infatti una prima suddivisione in sei genotipi detti Clades che a loro volta sono suddivisi in altri sottotipi. I sei genotipi sono i seguenti:

- genotipo 1a: Nord-America (Stati Uniti);

- genotipo 1b: Italia, Europa;

- genotipo 2: estremo Oriente (Giappone, Taiwan);

- genotipo 3: Asia centrale (principalmente India);

- genotipo 4: Medio Oriente e Africa;

- genotipo 5: Sud-Africa;

- genotipo 6: Asia sudorientale.

I genotipi 1a, 1b e 4 sono i meno responsivi alla terapia con Interferoni.

Il genoma dell'HBV è composto da quattro proteine strutturali e da sei proteine non strutturali che intervengono nelle varie fasi della replicazione virale, dall'ingresso del virus nella cellula ospite fino alla formazione del virione. Le proteine strutturali codificate dal genoma sono:

- la glicoproteina dell'envelope E1;

- la glicoproteina dell'envelope E2, contenente il sito di legame per il recettore CD81 (tetraspanine) espresso sulla membrana esterna degli epatociti e dei linfociti B;

- la piccola proteina p7: localizzata nella giunzione tra le proteine strutturali e quelle non strutturali.

Le glicoproteine E1 ed E2 conferiscono al virus la variabilità antigenica.
Le sei proteine non strutturali codificate dal genoma sono:

- l'NS2: proteina di transmembrana;

- l'NS3: RNA elicasi e proteasi;

- l'NS4A: cofattore della proteasi;

- l'NS4B: cofattore della proteasi;

- l'NS5A: presenta, al suo interno, due regioni che conferiscono la resistenza del virus alle terapie basate su Interferoni. Una regione è chiamata "regione determinante la sensibilità all'IFN-alpha (ISDR)", mentre l'altra è detta "regione determinante la resistenza a IFN/RBV (IRRDR)";

- l'NS5B: polimerasi virale, detta anche RNA-polimerasi RNA-dipendente.

L'elicasi, la proteasi e la polimerasi, oltre a essere utilizzate all'interno del ciclo vitale del virus, sono anche dei possibili bersagli per la terapia antivirale. Le proteine dell'HCV inibiscono l'apoptosi e l'azione dell'IFN-α legandosi al recettore Tumor Necrosis Factor (TNFr) e alla proteina chinasi R (PKr), impendendo la morte cellulare e promuovendo l'infezione persistente.

7.12.2 La patogenesi

Il virus, una volta entrato nel circolo sanguigno, si lega ai recettori CD81, espressi dagli epatociti e dai linfociti B, e alle lipoproteine a bassa densità (LDL). In quest'ultimo caso il virus utilizza le LDL come rivestimento esterno, insieme alle lipoproteine a bassissima densità (VLDL), allo scopo di eludere il sistema immunitario e iniziare l'attività infettiva nell'organo colpito. Successivamente, attraverso le glicoproteine virali E1 ed E2 il virus si fonde con la membrana cellulare e penetra all'interno dell'ospite. Il virus, una volta entrato per endocitosi all'interno della cellula, rilascia il proprio genoma virale che si lega ai ribosomi per essere tradotto. Attraverso la traduzione si ottiene un polipeptide che viene scisso dalla proteasi virale in singole proteine strutturali e non strutturali, necessarie al processo della replicazione. La replicazione del genoma avviene nel citoplasma della cellula ospite, dove viene replicato a partire da un filamento di RNA a polarità positiva tramite l'RNA-polimerasi RNA-dipendente. Dopo la replicazione del genoma, le proteine strutturali formano il capside che, successivamente, viene riempito di RNA virale. Infine i virioni vengono liberati dalla cellula infetta per esocitosi. Durante l'infezione viene indotta l'immunità cellulo-mediata da parte del sistema immunitario, in particolare vengono sintetizzati i CTL che sono in grado di riconoscere, legarsi ed eliminare le cellule che presentano in superficie gli antigeni del virus. Tale processo innesca sia l'aumento delle transaminasi nel sangue (ALT e AST) sia la guarigione della persona con l'eliminazione progressiva del virus. Contemporaneamente anche i linfociti B producono gli anticorpi che agiscono contro gli antigeni specifici del virus HCV. I cambiamenti tipici che vengono generalmente osservati quando è presente un'infezione da HCV sono:

- infiltrazione linfocitaria all'interno del parenchima epatico;

- fibrosi portale e periportale;

- necrosi lobulare; infiammazione delle cellule del fegato.

Le prime tre modifiche sono rilevabili attraverso una biopsia epatica, mentre l'ultima è deducibile dall'aumento del valore delle transaminasi nel sangue.

7.12.3 L'epidemiologia

L'HCV è un virus molto diffuso in tutto il mondo ed è la causa più frequente di epatopatie croniche, in particolare della cirrosi epatica e del carcinoma epatocellulare. Secondo i dati dell'OMS, nel 2015 ci sono stati 1.75 milioni di nuovi casi di infezione da HCV nella popolazione mondiale, con aree a elevato tasso di infezione nella regione del Mediterraneo orientale (circa 62.5 casi ogni 100000 abitanti) e nella regione europea (circa 61.8 casi ogni 100000 abitanti). Le differenze epidemiologiche riscontrate sono causate principalmente dalle diverse condizioni socio-demografiche e igienico-sanitarie presenti nei diversi stati. In Italia, sempre nel 2015, si è osservata una riduzione dell'incidenza della malattia da 0.5 casi ogni 100000 abitanti nel 2006 a 0.2. Nel 90% dei casi i pazienti affetti da AIDS hanno anche un'infezione da HCV. La fascia di età più esposta all'infezione da HCV è compresa tra i 30 e i 49 anni. La trasmissione della malattia avviene principalmente attraverso le seguenti quattro vie:

- via parenterale: trasfusione di sangue ed emoderivati infetti, scambio di siringhe infette tra tossicodipendenti e post-trapianto d'organo;

- via parenterale inapparente: utilizzo di strumenti chirurgici non sterilizzati da parte del personale che lavora nei centri di tatuaggi, body pircing, agopuntura, cure estetiche e studi dentistici. Inoltre anche la condivisione con persone infette di oggetti taglienti o abrasivi come rasoi, forbicine e spazzolini da denti rappresentano una via di trasmissione parenterale inapparente del virus;

- via sessuale: attività sessuale o rapporti sessuali promiscui che determinano lesioni traumatiche accidentali;

- via verticale: trasmissione dell'infezione dalla madre infetta al feto, durante la gravidanza o il parto;

- via occupazionale: trasmissione del virus attraverso la punzione accidentale con aghi infetti nelle categorie professionali a rischio.

Prima del 1990 le trasfusioni di sangue e degli emoderivati erano il principale mezzo di trasmissione del virus, ma dopo la scoperta, avvenuta nel 1989, del test per la rilevazione dell'epatite C, il rischio di incorrere a infezioni correlate alle trasfusioni si è azzerato. Nei soggetti che hanno ricevuto una trasfusione prima del 1992 è raccomandata, anche se non hanno alcun sintomo o segno clinico di malattia, l'esecuzione del test per la ricerca dell'infezione da HCV.

7.12.4 La clinica

La maggior parte delle persone con infezione da HCV è asintomatica. Nei casi sintomatici, la sintomatologia legata all'infezione virale acuta (epatite acuta) si presenta dopo circa 15-40 giorni di incubazione. Il quadro clinico nel periodo pre-itterico è caratterizzato dalla presenza di sintomi aspecifici quali:

- stanchezza;

- riduzione dell'appetito e del peso corporeo;

- nausea;

- artralgie/mialgie;

- dolore epatico.

Dopo pochi giorni scompaiono i sintomi pre-itterici e inizia il periodo chiamato itterico, caratterizzato da:

- ittero cutaneo e sclerale;

- urine ipercromiche;

- feci ipocoliche;

- aumento delle transaminasi.

In genere il periodo itterico ha una durata di 2-4 settimane, seguito, nel 25% dei casi, da una riduzione delle transaminasi e della sintomatologia, fino alla risoluzione dell'infezione e al ristabilimento della normalità. Al contrario, nel 75% dei casi, la malattia non guarisce entro 6 mesi dall'insorgenza dell'infezione ed evolve in epatite cronica.

L'epatite cronica è un infiammazione permanente del fegato, provocata dalla persistenza del virus ed è caratterizzata dalla presenza di elevati livelli di transaminasi nel sangue per un periodo superiore a 6 mesi. La forma cronica è del tutto asintomatica, per cui spesso il riscontro avviene in modo casuale, ad esempio attraverso esami del sangue eseguiti per altri motivi. La conferma della diagnosi avviene attraverso la biopsia epatica che consente un'analisi istologica del tessuto epatico. Nell'80% dei casi si instaura un'infezione stabile con un'epatite cronica persistente, mentre nel 20% dei casi insorge un'epatite cronica attiva con ittero, stanchezza e alterazione dei dati di laboratorio. L'epatite cronica persistente può essere asintomatica oppure può manifestare sintomi vaghi, è di solito stabile e difficilmente evolve in cirrosi. Nell'epatite cronica attiva il danno epatico è più intenso, con una scarsa tendenza alla guarigione spontanea e con un elevato rischio di evoluzione in cirrosi epatica. La contrazione della cirrosi epatica durante l'infezione da HCV può causare una lenta evoluzione della malattia con il 75% di probabilità di sopravvivenza a 5 anni, l'evoluzione in carcinoma epatocellulare con necessità di trapianto del fegato oppure uno scompenso epatico.

7.12.5 La diagnosi

La diagnosi viene effettuata tramite esami di laboratorio, dove il primo test che viene eseguito, in un paziente con sospetto infezione da HCV, è il test immunoenzimatico (EIA), seguito poi dal test HCV-RNA per la conferma della diagnosi. Il test immunoenzimatico viene utilizzato per rilevare anticorpi anti-HCV in un campione di sangue. Questo test consente solo di conoscere se la persona è o non è infettata dal virus d'interesse, mentre non fornisce alcuna informazione sul tipo di infezione in atto, cioè non è capace di distinguere tra infezione acuta e infezione cronica HCV correlata. Altri esami utili da eseguire durante l'infezione da epatite C sono la PCR (misura la carica virale), il monitoraggio delle transaminasi, i test di funzionalità epatica e la biopsia epatica, per evidenziare la presenza dell'infiammazione e l'entità del danno epatico.

7.12.6 La prevenzione

Per prevenire l'infezione da HCV non esiste attualmente un vaccino. Per ridurre o eliminare il rischio di trasmissione dell'infezione sono raccomandati alcuni comportamenti come lo screening del sangue, l'utilizzo di siringhe monouso sterili, l'uso del profilattico durante i rapporti sessuali, il non contatto con il sangue di persone infette, la non condivisione di oggetti taglienti, abrasivi e degli spazzolini da denti. Le persone che sanno di essere affetti da epatite B o C oppure che sono fortemente a rischio di contagio dovrebbero astenersi dalla donazione di sangue, seme o organi. I familiari di persone con HCV o HBV dovrebbero prestare un'elevata attenzione nell'utilizzo di oggetti taglienti che possono essere stati infettati. I tossicodipendenti dovrebbero evitare di utilizzare siringhe e altri strumenti in comune per evitare il rischio di trasmissione.

7.12.7 La terapia

La terapia dell'epatite acuta è sintomatica di supporto con riposo a letto, dieta adeguata, alimentazione ipercalorica, ricca di zuccheri e proteine, ma povera di lipidi, sospensione dell'assunzione di alcolici, di contraccettivi orali e di farmaci tossici per il fegato.

La terapia dell'epatite fulminante è di supporto e di ripresa della funzionalità del fegato. La terapia di supporto è attuata per controllare i sintomi e le complicanze dovute alla malattia, mentre quella di ripresa agisce compensando le funzioni metaboliche che il fegato non è più in grado di esercitare. La forma fulminante ha una mortalità dell'80% (del 60% dopo il trapianto di fegato).

La terapia farmacologica consiste nella somministrazione di Interferone-α pegilato, per stimolare il sistema immunitario, insieme all'analogo nucleosidico Ribavirina (farmaco antivirale), per bloccare la diffusione del virus. La durata e lo schema della terapia dipende dal genotipo del virus e dalla condizione clinica della persona. Nel 2011 vennero utilizzati, insieme alla terapia classica con Interferone-α e Ribavirina, farmaci innovativi ad azione antivirale diretta con lo scopo di eradicare l'infezione dal paziente con epatite cronica da HCV. Nel 2017 sono stati definiti dall'Agenzia Italiana del Farmaco (Aifa) gli undici criteri di trattamento per la terapia dell'epatite C cronica con farmaci innovativi ad azione antivirale diretta. I criteri, definiti dall'Aifa, sono i seguenti:

- Criterio 1: Pazienti con cirrosi in classe di Child A o B e/o con HCC con risposta completa a terapie resettive chirurgiche o loco-regionali non candidabili a trapianto epatico nei quali la malattia epatica sia determinante per la prognosi.

- Criterio 2: Epatite ricorrente HCV-RNA positiva del fegato trapiantato in paziente stabile clinicamente e con livelli ottimali di immunosoppressione.

- Criterio 3: Epatite cronica con gravi manifestazioni extra-epatiche HCV-correlate (sindrome crioglobulinemica con danno d'organo, sindromi linfoproliferative a cellule B, insufficienza renale).

- Criterio 4: Epatite cronica con fibrosi METAVIR F3 (o corrispondente Ishak).

- Criterio 5: In lista per trapianto di fegato con cirrosi MELD <25 e/o con HCC all'interno dei criteri di Milano con la possibilità di una attesa in lista di almeno 2 mesi.

- Criterio 6: Epatite cronica dopo trapianto di organo solido (non fegato) o di midollo in paziente stabile clinicamente e con livelli ottimali di immunosoppressione.

- Criterio 7: Epatite cronica con fibrosi METAVIR F2 (o corrispondente Ishak) e/o comorbilità a rischio di progressione del danno epatico [coinfezione HBV, coinfezione HIV, malattie croniche di fegato non virali, diabete mellito in trattamento farmacologico, obesità (body mass index ≥ 30 kg/m^2), emoglobinopatie e coagulopatie congenite].

- Criterio 8: Epatite cronica con fibrosi METAVIR F0-F1 (o corrispondente Ishak) e/o comorbilità a rischio di progressione del danno epatico [coinfezione HBV, coinfezione HIV, malattie croniche di fegato non virali, diabete mellito in trattamento farmacologico, obesità (body mass index ≥ 30 kg/m^2), emoglobinopatie e coagulopatie congenite].

- Criterio 9: Operatori sanitari infetti.

- Criterio 10: Epatite cronica o cirrosi epatica in paziente con insufficienza renale cronica in trattamento emodialitico.

- Criterio 11: Epatite cronica nel paziente in lista d'attesa per trapianto di organo solido (non fegato) o di midollo.

I farmaci innovativi ad azione antivirale diretta presenti all'interno dei registri dell'Aifa sono i seguenti:

- Sofosbuvir;

- Simeprevir;

- Daclatasvir;

- Ledispavir/Sofosbuvir;

- Ombitasvir/Paritaprevir/Ritonavir associato a Dasabuvir;

- Elbasvir/Grazoprevir;

- Sofosbuvir/Velpatasvir;

- Glecaprevir/Pibrentasvir.

Nel 2019 l'Aifa ridefinisce i criteri sopracitati, modificando il Criterio 10 con:

- Criterio 10: Epatite cronica o cirrosi epatica in paziente con insufficienza renale cronica in trattamento dialitico.

Viene inoltre aggiunto un dodicesimo criterio che recita:

- Criterio 12: Epatite cronica o cirrosi epatica in pazienti che non possono accedere alla biopsia epatica e/o al fibroscan per motivi socio-assistenziali.

7.13 Virus del papilloma umano

7.13.1 La descrizione del virus

Il Papilloma Virus Umano o HPV (dall'inglese Human Papilloma Virus) causa una malattia infettiva che colpisce esclusivamente l'essere umano, in particolar modo quello sessualmente attivo. L'HPV è un virus a DNA circolare a doppio filamento, racchiuso all'interno di un capside icosaedrico, con un diametro di 55 nm e senza envelope (nudo). Il virus è epiteliotropo, ovvero colpisce prevalentemente la cute e le mucose e, nel 90% dei casi, provoca su di esse verruche o lesioni benigne come ad esempio condilomi genitali. L'HPV appartiene alla famiglia Papillomaviridae, genere Papillomavirus e specie Human papillomavirus.

Il DNA del virus è composto da 72 capsomeri: 60 esavalenti e 12 pentavalenti, inoltre il DNA può essere diviso in tre domini:

1. la regione LCR (dall'inglese Long Control Region): regione regolatoria non codificante, contiene i geni che regolano la trascrizione e la replicazione;

2. la regione Early Region: codifica le sei proteine precoci E1, E2, E4, E5, E6 e E7 (non si considerano E3 ed E8 perché hanno una funzione ignota). Le proteine hanno le seguenti funzioni:

   - proteina E1: replicazione DNA virale, inizio sintesi del DNA;

   - proteina E2: replicazione DNA virale, controlla la trascrizione dell'HPV, promuovendo o arrestando la trascrizione di geni virali;

   - proteina E3: funzione ignota;

- proteina E4: legame con le citocheratine intracitoplasmatiche. Il legame con le cheratine della cellula ospite determina in un'alterazione del citoscheletro che provoca il rilascio dei virioni maturi;

- proteina E5: proteina oncogena responsabile della trasformazione cellulare. Amplifica la crescita cellulare legandosi ai recettori del fattore di crescita epidermico (EGF, dall'inglese Epidermal Growth Factor) e al fattore di crescita derivato dalle piastrine (PDGF, dall'inglese Platelet-Derived Growth Factor).

- proteina E6: responsabile della trasformazione cellulare, degrada l'oncosoppressore p53. La p53 è una proteina che ripara il DNA quando il virus genera delle mutazioni all'interno del genoma;

- proteina E7: responsabile della trasformazione cellulare tramite il legame con l'oncosoppressore p105 o pRb (proteina del gene Retinoblastoma). La pRb ha la funzione di inibire il ciclo cellulare, impedendo alla cellula con DNA danneggiato di entrare in fase S;

- proteina E8: funzione ignota;

3. la regione Late Region: codifica proteine tardive. All'interno di questa regione sono presenti le proteine

strutturali L1 e L2 che costituiscono il capside icosaedrico che avvolge il DNA virale. In dettaglio:

- L1: proteina capsidica maggiore (attacco alle cellule), con peso molecolare di 55 kD, rappresenta l'80% delle proteine capsidiche;
- L2: proteina capsidica minore (efficienza assemblaggio), con peso molecolare di 70 kD, rappresenta il 20% delle proteine capsidiche.

In base al potenziale oncogeno è possibile classificare l'HPV in tipi a basso rischio e tipi ad alto rischio. I primi sono i genotipi 6, 11, 40, 42, 43, 44, 54, 61, 70, 72, 81, CP6108 che, nel 90% dei casi, causano lesioni benigne come verruche e condilomi genitali, mentre i secondi sono i genotipi 16, 18, 31, 33, 35, 39, 45, 51, 52, 56, 58, 59, associati all'insorgenza di tumori, in particolar modo quello della cervice uterina.

Finora sono stati identificati più di 150 genotipi di HPV, che vengono denominati con la parola "HPV" associata a un numero. Quando viene isolato un ceppo di HPV diverso da quelli conosciuti, per poter essere classificato come nuovo genotipo deve presentare un'omologia (somiglianza) inferiore al 90% nelle sequenze nucleotidiche delle regioni L1 rispetto a quelle dei genotipi già identificati. Un virus viene classificato come sottotipo quando l'omologia è compresa tra il 90% e il 98%, mentre se l'omologia è compresa tra il 98% e il 100% esso è definito variante. Ogni genotipo è associato a differenti patologie.

7.13.2 La patogenesi

Il processo infettivo inizia quando il virus penetra, per mezzo di microlesioni presenti sulla cute e sulle mucose, nello strato basale o germinativo dell'epidermide. Il virus, attraverso la proteina capsidica maggiore L1, si lega a determinati recettori esposti sulla membrana delle cellule basali, causando dei cambiamenti conformazionali nel capside. Tali modifiche permettono, da un lato, l'esposizione della proteina capsidica minore L2 e, dall'altro, facilitano il legame della L1 ai rettori della cellula basale, permettendo il passaggio definitivo del virus nel citoplasma di quest'ultima. Il virus, all'interno della cellula ospite, mantiene il proprio DNA in forma episomale, grazie al gene E1, rimanendo in forma latente o replicandosi lentamente. Questo permette al virus di produrre cellule figlie e, contemporaneamente, di non essere rilevato dal sistema immunitario. Durante questa fase vengono prodotti solo geni precoci che permettono l'interazione del genoma dell'ospite con quello virale, allo scopo di replicare il DNA del virus. Le cellule figlie si moltiplicano e si diffondono lateralmente, migrando durante il differenziamento, dallo strato basale allo strato superiore spinoso, continuando a replicarsi, sotto l'effetto dei geni precoci. Nello strato spinoso la cellula infetta è in uno stadio di differenziamento avanzato e non possiede più al suo interno DNA cellulare, ma solo DNA virale. Tale condizione incrementa l'attività replicativa del virus, causando la produzione di moltissime copie di DNA virale per ogni singola cellula figlia infetta. Le cellule infette migrano dallo strato spinoso allo strato granuloso dove, attraverso l'espressione delle proteine tardive del capside, viene assemblato il virione che viene rilasciato nello strato corneo (strato più superficiale). In questo strato i virioni vengono espulsi quando le cellule epiteliali si desquamano. Le particelle virali infettano e si replicano nell'epitelio squamoso della cute e sulle membrane mucosali, inducendo proliferazione epiteliale. La stimolazione della crescita cellulare da parte del virus provoca una ipercheratosi e un ispessimento dello strato basale, spinoso e granuloso che sono la causa della formazione delle verruche, papillomi o condilomi. La cellula epiteliale squamosa subisce notevoli cambiamenti strutturali a opera dell'infezione da HPV. Tale condizione, detta coilocitosi, fa assumere alla cellula il nome di coilocita e rappresenta il danno caratteristico dell'HPV. I coilociti sono cheratinociti ingranditi, con nuclei raggrinziti circondati da aloni chiari, con vacuoli perinucleari. L'HPV può essere presente nelle cellule in tre forme:

- Residenziale: presente in minima quantità, le cellule basali che vengono infettate dal virus sono poche. Questo tipo di forma può persistere all'interno dell'organismo senza essere rilevato per anni e può interessare tipologie sia a basso sia ad alto rischio oncogeno;

- Episomale: l'HPV è attivo e localizzato nel nucleo della cellula ed è separato dal DNA umano. Questa forma di HPV può interessare sia tipologie a basso rischio che ad alto rischio oncogeno, inoltre può causare PAP-test anormali e può essere visto tramite colposcopia;

- Integrato: il DNA circolare dell'HPV è aperto e integrato con il DNA cellulare umano. La forma integrata è presente solo nelle tipologie ad alto rischio oncogeno e determina anomalie visibili sia con PAP-test sia tramite colposcopia. Le persone con HPV integrato devono essere trattate per prevenire l'insorgenza di tumore.

7.13.3 L'epidemiologia

L'infezione da HPV è una delle infezioni più frequenti e colpisce soprattutto le persone sessualmente attive. Il 75% delle persone contrae almeno una volta nella vita questo tipo di malattia. Il picco d'incidenza si ha nell'età compresa tra i 20 e i 25 anni e di solito il virus viene eliminato dal sistema immunitario senza provocare nessun tipo di lesione.

Se l'infezione persiste esiste un serio rischio di incorrere in carcinoma, principalmente quello della cervice. I genotipi correlati all'insorgenza di tumori perché particolarmente aggressivi sono il 16 (HPV-16) e il 18 (HPV-18). L'HPV-16 e l'HPV-18 si associano al carcinoma della cervice, che è anche il secondo tumore più frequente nella donna, dopo quello alla mammella.

Le principali vie di trasmissioni dell'infezione sono il contatto diretto con le lesioni cutanee infette o con le mucose, durante i rapporti sessuali o durante il passaggio del neonato attraverso il canale del parto. Il virus è resistente all'inattivazione e può essere anche trasmesso, oltre alle vie precedentemente descritte, anche tramite il contatto con oggetti contaminati, come superfici di banconi, mobili, pavimenti del bagno o asciugamani condivisi.

I fattori di rischio associati all'insorgenza di tumore nel paziente con HPV sono:

- fattori genetici: anormalità strutturali o numeriche dei cromosomi, riarrangiamenti o sovraespressioni di oncogeni cellulari;

- immunodepressione (HIV, dialisi, chemioterapia, trapianti d'organo, ecc...);

- antigeni HLA: la presenza nell'ospite di particolari antigeni leucocitari umani;

- coinfezioni (in particolare quelle che determinano infiammazioni a livello cervicale);

- fumo;

- elevato numero di gravidanze;

- uso costante di contraccettivi orali;

- fattori ormonali (l'estradiolo può influenzare la progressione della lesione da premaligna a maligna);

- dieta e stato nutrizionale (assenza di beta-criptoxantina, beta-carotenoidi e vitamina C).

7.13.4 La clinica

La persona affetta da HPV presenta una specifica sintomatologia a seconda del genotipo del virus che ha contratto. I genotipi 1, 2, 3, 4 e 7 presentano di solito delle lesioni cutanee, comuni o volgari, dette verruche, con forma papulare di colore bianco-grigiastro o bruno, associate generalmente a una sensazione di fastidio, disagio e prurito intenso. Le verruche comuni, volgari e piane, sono più frequenti nei bambini e nei giovani adulti. Le verruche volgari sono localizzate principalmente sulla pianta dei piedi e sul dorso delle mani, mentre le verruche piane si presentano solitamente sul viso, sul dorso delle mani e sugli arti. I genotipi 6 e 11 manifestano prevalentemente delle lesioni mucose benigne, dette condilomi acuminati e piani, a livello dei genitali maschili (pene e scroto) e femminili (cervice uterina, vulva o vagina), della regione perianale (genotipi 6, 11, 16, 18, ecc...), della regione anale e dell'uretra. I condilomi sono delle masse esofitiche, particolarmente pruriginose, con dei rilievi "a cresta di gallo" (condilomi acuminati) o che presentano una consistenza molle (condilomi piani). Un'altra lesione tipica dei genotipi 6 e 11 sono i papillomi a livello della laringe e della trachea, nei bambini piccoli e adulti ultratrentenni (papillomatosi respiratoria ricorrente). I papillomi possono essere riscontrati, raramente, anche nella congiuntiva (papillomi congiuntivali), in età giovanile. Nell'adulto la papillomatosi respiratoria ricorrente si presenta con raucedine e sensazione di corpo estraneo in gola, mentre nel bambino si manifesta con dispnea, disfagia e tosse insistente. I genotipi 16 e 18 sono particolarmente associati a lesioni intraepiteliali squamose (SIL) e alla presenza di tumori della cervice, vulvari (neoplasia intraepiteliale vulvare o VIN), anali (neoplasia intraepiteliale anale o AIN) e del pene (neoplasia intraepiteliale del pene o PIN), anche se questi ultimi sono poco frequenti. Le SIL si manifestano come grandi cellule arrotondate, con delle atipie nucleari circondate da aloni perinucleari detti coilociti. Le SIL si dividono in quelle a basso grado (L-SIL) che comprendono

il CIN 1 e quelle ad alto grado (H-SIL) che comprendono il CIN 1 e il CIN 2. Istologicamente, per quanto riguarda la neoplasia intraepiteliale cervicale (in inglese Cervical Intraepithelial Neoplasia o CIN), è possibile distinguere tre gradi:

1. CIN 1: displasia lieve con modificazioni discariotiche (anomalie nel nucleo delle cellule esfoliate) limitate al terzo inferiore dell'epitelio;

2. CIN 2: displasia moderata con atipie cellulari che coinvolgono i 2/3 dell'epitelio;

3. CIN 3: displasia severa o CIS (Carcinoma In Situ) con atipie che coinvolgono più dei 2/3 di tutto l'epitelio, fino a occupare l'intero spessore, senza superare la membrana basale.

Di solito le lesioni pre-cancerose regrediscono spontaneamente, tuttavia se persistono e superano la membrana basale, le cellule anomale si diffondono nel tessuto stromale sottostante, creando metastasi, attraverso il sangue e la linfa, in tutto il corpo. Quando le atipie superano la membrana basale, non si parla più di displasia, ma di cancro invasivo.

7.13.5 La diagnosi

La diagnosi di tumore del collo dell'utero viene effettuata tramite PAP-test (test di Papanicolaou) e HPV-DNA test. Il PAP-test prevede il divaricamento del canale vaginale attraverso uno speculum, il prelievo di cellule dall'esocervice con una spatola di Ayre e l'uso di un tampone cervicale per il prelievo dall'endocervice. Le cellule prelevate vengono strisciate su un vetrino e poi colorate attraverso il metodo di Papanicolau. Il patologo o il citologo, dopo aver osservato il campione attraverso il microscopio, inserisce nel referto una breve descrizione dello stato delle cellule e assegna una classificazione basata sul sistema internazionale Bethesda 2001, come riportato in figura 7.13.1. A

Negativo	Non ci sono evidenze di lesione intraepiteliale o neoplastica	
L-SIL	Lesione di basso grado delle cellule squamose	Controlli citologico dopo 6 mesi, eventuale HPV-DNA e se necessario colposcopia
H-SIL	Lesioni di alto grado delle cellule squamose	Richiede una colposcopia con eventuale biopsia
AIS	Adenocarcinoma in situ, cellule ghiandolari presentano modificazioni (tumore di origine ghiandolare non invasivo)	Richiede una colposcopia o isteroscopia più altri esami di accertamento stadiativo-terapeutico
Carcinoma delle cellule squamose	Severi cambiamenti delle cellule squamose nel collo dell'utero	Richiede colposcopia più altri esami di accertamento stadiativo-terapeutico
ASC-US	Cellule squamose atipiche di significato indeterminato (interpretazione incerta)	richiede una colposcopia o l'HPV-DNA test
ASH-H	Cellule squamose atipiche - non si può escludere HSIL (interpretazione incerta, ma possibile presenza di CIN 2 o CIN 3)	Richiede esame colposcopico con eventuale biopsia
AGC	Cellule ghiandolari atipiche non specificate in altro modo	Richiede ulteriori approfondimenti ed eventuale isteroscopia
Adenocarcinoma	Adenocarcinoma (endocervicale, endometriale, nos)	Richiede esame colposcopico o un'isteroscopia per accedere al successivo percorso stadiativo-terapeutico.

Figura 7.13.1: Il sistema Bethesda 2001 (TBS 2001).

seguito di PAP-test positivo, la paziente deve essere sottoposta all'HPV-DNA, per avere una conferma di quanto rilevato con il PAP-test. L'HPV-DNA è un test di biologia molecolare che ricerca e tipicizza il DNA virale, allo scopo di rilevare i genotipi ad alto rischio responsabili del tumore alla cervice. Di solito l'HPV-DNA test è indicato nei seguenti casi:

- Donne con ASC-US o L-SIL al PAP-test e che devono effettuare una colposcopia;

- Controlli nel tempo per le donne con test HPV o Pap-test positivi e una colposcopia negativa o che hanno evidenziato lesioni con scarsa rilevanza;

- Controlli nel tempo in donne che hanno subito interventi per lesioni pre-tumorali nel collo dell'utero;

- Come test sostitutivo al PAP-test (dopo 30 anni, da eseguire ogni 5 anni e non ogni 3 anni come avviene per il PAP-test).

La colposcopia è un ulteriore esame che viene effettuato quando il PAP-test e l'HPV-DNA test danno un esito positivo. Questo esame permette l'osservazione del collo dell'utero con l'utilizzo di un colposcopio e dei reagenti chimici. Il colposcopio è costituito da un sistema di lenti che consentono di ingrandire la visuale e da una fonte luminosa che migliora la visualizzazione del collo dell'utero. Se durante la procedura si riscontrano delle anomalie sulla superficie del collo dell'utero, quest'ultimo viene bagnato con soluzione fisiologica, seguita dall'applicazione di una soluzione acquosa di acido acetico al 3-5% che evidenzia in bianco le aree anormali. Infine, grazie a una soluzione iodo-iodurata di Lugol (Test di Schiller), gli epiteli normali vengono colorati di colore bruno-mogano. Le aree dell'epitelio che non si colorano dopo l'irrorazione del Lugol sono aree patologiche che necessitano di ulteriori approfondimenti diagnostici. Il medico preleva, tramite una piccola biopsia mirata e utilizzando una pinza a morso o un'ansa, uno o più frammenti di tessuto cervicale non colorati dal Lugol, che devono essere inviati al laboratorio di Anatomia Patologica per l'analisi istologica (biopsia cervicale). Il patologo, dopo aver visionato il campione, redige il referto istopatologico, formulando la diagnosi finale.

I test e gli esami devono essere effettuati durante un periodo lontano da quello mestruale e occorre che ci si astenga da rapporti sessuali qualche giorno prima e qualche giorno dopo l'esecuzione dell'esame. Non si devono eseguire lavande vaginali o utilizzare ovuli nei giorni a ridosso dell'esame.

7.13.6 La prevenzione

Le principali strategie di prevenzione sono comportamentali, vaccinali e di screening. Per quanto riguarda quelle comportamentali occorre non avere un numero elevato di partner sessuali, evitare l'uso prolungato di contraccettivi orali, utilizzare il preservativo, non fumare e non abusare di alcolici. Lo screening del tumore del collo dell'utero è un altro strumento essenziale, perché permette una diagnosi precoce e, di conseguenza, un intervento altrettanto celere. La velocità d'azione incide profondamente sulla riduzione del rischio di progressione dell'infezione da HPV a tumore del collo dell'utero. Lo screening eseguito tramite Pap-test deve essere effettuato ogni tre anni nelle donne con un'età compresa tra 25 e 29 anni, mentre l'HPV-DNA test è consigliato ogni 5 anni nelle donne con età compresa tra 30 e 64 anni. In Italia esistono tre diversi tipi di vaccino, vengono eseguiti durante il periodo dell'adolescenza e prima dell'inizio dell'attività sessuale e proteggono dall'infezione per un periodo superiore a 10 anni. Le tre tipologie vaccinali sono:

- bivalente: contiene i genotipi 16 e 18. Il vaccino bivalente viene somministrato solo alle femmine;

- tetravalente: contiene i genotipi 16, 18, 6 e 11. Il vaccino tetravalente viene somministrato sia ai maschi che alle femmine;

- nonovalente: contiene i genotipi 6, 11, 16, 18, 31, 33, 45, 52 e 58. Il vaccino nonovalente viene somministrato sia ai maschi che alle femmine.

Il numero delle dosi dipende dall'età del soggetto da vaccinare e dal tipo di vaccino utilizzato, in particolare:

- Il vaccino bivalente:

  - tra 9 e 14 anni (inclusi): due dosi, con un intervallo tra la prima e la seconda di 5-7 mesi;
  - ragazze con più di 14 anni: tre dosi a 0, 1 e 6 mesi (le tre dosi devono essere somministrate tutte nell'arco dello stesso anno).

- Il vaccino tetravalente:

  - tra 9 e 13 anni (inclusi): 2 dosi, con un intervallo tra la prima e la seconda di 6 mesi, oppure 3 dosi a 0, 2 e 6 mesi (le tre dosi devono essere somministrate tutte nell'arco dello stesso anno);
  - adolescenti con età maggiore di 14 anni (inclusi): 3 dosi a 0, 2 e 6 mesi (le tre dosi devono essere somministrate tutte nell'arco dello stesso anno).

- Il vaccino nonovalente:

  - tra 9 e 14 anni (inclusi): 2 dosi, con un intervallo tra la prima e la seconda di 5-13 mesi, oppure 3 dosi a 0, 2 e 6 mesi (le tre dosi devono essere somministrate tutte nell'arco dello stesso anno);

- adolescenti con età maggiore di 15 anni (inclusi): 3 dosi a 0, 2 e 6 mesi (le tre dosi devono essere somministrate tutte nell'arco dello stesso anno).

7.13.7 La terapia

La donna colpita di solito regredisce spontaneamente dall'infezione, anche se a volte è richiesto un trattamento medico o chirurgico, in base al tipo di lesione presente nel collo dell'utero. Per quanto riguarda la terapia chirurgica esistono due metodi: escissionali e distruttivi. Il metodo escissionale è la cosiddetta conizzazione, cioè l'asportazione di un frammento conico o semisferico di cervice uterina nel quale è presente la lesione da eliminare. Questa può essere effettuata:

- con ansa diatermica (corrente elettrica ad alta frequenza): escissione mediante LEEP (dall'inglese Loop Electrosurgical Excision Procedure) o LLETZ (dall'inglese Large Loop Excision Transformation Zone);

- con lama fredda: effettuata in regime di ricovero ordinario e in anestesia generale, principalmente utilizzate in pazienti con CIN 3 o CIS, nelle recidive della CIN 2 post-trattamento o con carcinoma micro-invasivo;

- con laser a CO2 (laser-conizzazione): usata soprattutto quando sono presenti lesioni di basso grado nell'esocervice o per eliminare lesioni che coinvolgono i fornici.

I metodi distruttivi o ablativi eliminano aree di tessuto dove è presente una lesione lieve o comunque che interessano limitatamente l'esocervice. La distruzione può avvenire attraverso:

- laser-vaporizzazione: impiego di radiofrequenze per vaporizzare il tessuto in cui è presente la lesione;

- crioterapia (azoto liquido o protossido di azoto): utilizzato principalmente per rimuovere le verruche piane;

- diatermocoagulazione (DTC): usata per la rimozione di condilomi acuminati, di grandi dimensioni, esofitici o peduncolati.

Il trattamento medico viene utilizzato per trattare la sintomatologia e prevede l'utilizzo di agenti cheratolitici, citotossici o antineoplastici. Più in dettaglio:

- Gli agenti cheratinolitici sono l'acido salicilico, lattico e retinoico. Queste sostanze agiscono riducendo progressivamente la dimensione della lesione fino a una sua completa eliminazione;

- Gli agenti citotossici (sotto forma di gel o creme) sono la podofillotossina (Podofilox), la podofillina o l'acido tricloroacetico. Per il trattamento delle verruche comuni o dei condilomi acuminati è indicato un farmaco ad azione antivirale chiamato Imiquimod (Aldara crema 5%);

- Gli antineoplastici più indicati sono la bleomicina e il 5-fluorouracile.

www.ingramcontent.com/pod-product-compliance
Lightning Source LLC
Chambersburg PA
CBHW071353210526
45465CB00001B/81